近代名医医著丛书

周兰若医案

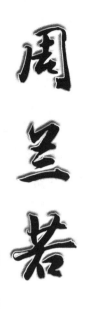

周兰若　原著

张卓文　连暐暐　整理

中国中医药出版社

·北京·

图书在版编目（CIP）数据

周兰若医案 / 周兰若原著；张卓文，连暐暐整理 .—北京：中国中医药出版社，2019.1（2024.7 重印）

（近代名医医著丛书）

ISBN 978-7-5132-5053-5

Ⅰ.①周…　Ⅱ.①周…　②张…　③连…　Ⅲ.①医案—汇编—中国—近代　Ⅳ.① R249.5

中国版本图书馆 CIP 数据核字（2018）第 137423 号

中国中医药出版社出版

北京经济技术开发区科创十三街 31 号院二区 8 号楼

邮政编码　100176

传真　010-64405721

北京盛通印刷股份有限公司印刷

各地新华书店经销

开本 880×1230　1/32　印张 4.25　字数 90 千字

2019 年 1 月第 1 版　2024 年 7 月第 2 次印刷

书号　ISBN 978-7-5132-5053-5

定价　29.00 元

网址　www.cptcm.com

服 务 热 线　010-64405510
购 书 热 线　010-89535836
维 权 打 假　010-64405753

微信服务号　**zgzyycbs**

微商城网址　**https://kdt.im/LIdUGr**

官 方 微 博　**http://e.weibo.com/cptcm**

天猫旗舰店网址　**https://zgzyycbs.tmall.com**

如有印装质量问题请与本社出版部联系（010-64405510）

整理说明

　　周兰若老先生，系浙江嘉兴王店人。生于 1896 年，逝于 1963 年。从王店名医朱鹿宾先生学医，先后行业于嘉兴诸地。晚年曾从事中医教学工作，担任过嘉兴地区卫生干校"西学中"班和嘉兴县中医学校教师。临诊四十余年，经验丰富，学识深瀚，深受病家和同道尊重。周老先生勤奋好学，一生深研《黄帝内经》《伤寒杂病论》，涉猎群书，直至晚年，仍然坚持学习，真乃"白首之年，未尝释卷"。平生服膺《柳选四家医案》，凡同道好友，或学生拜校，常以该书赠送。王旭高、尤在泾、张仲华、曹仁伯的学术思想亦对其有一定影响。周老先生生前虽然业务繁忙，但门诊余暇亦有撰文，只因时势动荡，大都散失。

　　吾师连建伟先生亦系嘉兴人也，从医近五十载，中医教学三十又八年，兢兢业业，门诊、教学余暇亦笔耕不辍。连先生认为，振兴中医，首先当传承祖国医学遗产，而老中医的学术经验是传承中医的宝贵财富，急需整理挖掘。此次《周兰若医案》的整理出版即是连先生多年之心愿。

　　本次整理以连先生家藏《周兰若医案》为底本，该底本由嘉兴中医院老中医学术经验整理小组整理，于 1980 年 4 月内部印行。此次整理保持底本原貌，采用标准简化字，加新式标点，对于原书错别字、异体字、通假字、俗字一律径改。原书药量如分、两、钱等旧制单位，本次统一换算为"克"，以便现代读者学习参考。原书分医案、医话两部分，此次整理沿袭之。本书是学习和传承名老中医经验不可多得的医案医话集，适合广大中医药院校学生、中医药从业者及广大中医爱好者阅读。

目录

医案

感 冒

龚某　男　18岁

初诊：肺卫感寒，肺与腠理失宣，以致鼻塞涕清，形寒口不渴，二便正常，脉亦无特殊现象，治以解表宣肺。

炙前胡	酒炒秦艽	带叶苏梗	葱白头
象贝	白杏仁	南苏子	桑白皮
广橘红			

二帖

二诊：形寒渐除，鼻塞涕清亦减，再以疏表法。

炙前胡	白杏仁	老苏梗	象贝
南苏子	竹沥夏	广橘红	炙桑叶皮
粉沙参			

三帖

三诊：鼻塞涕清、咳嗽经宣表后，外感已除，痰蕴化热，咽痒，痰稠厚，咳嗽，治宜清化。

京玄参	竹沥夏	炙白前薇	浮海石
广橘红	老瓜蒌	冬瓜子	枇杷叶
炙兜铃	白杏仁		

三帖

按：寒邪自肌表、口鼻而入，侵犯肺经。寒邪入里，郁而化热，为外感六淫致病特点之一，本例先以疏解，继以清化，是符合寒邪致病病变规律的。

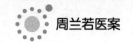

曹某　男　45岁

初诊： 劳动失力，腰脊酸楚，肌表感寒，背部形冷，肺热咳嗽，脉缓小。

淡豆豉	葱白头	炒银胡	酒炒秦艽
桑寄生	炙狗脊	炙桑皮	南苏子
枇杷叶	炒泽泻		

三帖

二诊： 形冷渐除，咳嗽腰酸未除，再宗前治。

炙桑叶皮	南苏子	白蛤壳	粉沙参
竹沥夏	盐水炒橘红	炙狗脊	桑寄生
宣木瓜			

三帖

按： "邪之所凑，其气必虚。" 劳则气耗，寒邪乘虚而入。以寄生、狗脊补肝肾、强腰膝，用葱豉汤疏肌表、祛寒邪，可谓扶正祛邪法。

王某　男　42岁

初诊： 内蕴湿热，外感风邪，腠理经气皆郁，两腿酸楚，形寒发热，小便临尿刺痛，小溲赤，头晕失眠。

淡豆豉	酒炒银胡	酒炒秦艽	桑寄生
辰灯心	真珠母	生苡仁	炒泽泻
纯钩	酒炒淮牛膝	忍冬藤	瞿麦
车前子			

三帖

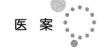

王某　女　31岁

初诊：肌表为寒邪所束，卫阳失升，形凛畏寒，膀胱气弱，小便有不禁之象，头晕，脉右小，左弦浮。

淡豆豉	葱白头	带叶苏梗	酒炒银胡
法半夏	广陈皮	石决明	甘菊花
菟丝子	覆盆子		

三帖

二诊：寒热已解，头晕未除，小便仍多，再以调理。

左牡蛎	滁菊花	纯钩	石决明
菟丝子	覆盆子	金樱子	芡实
刘松石	猪肚丸		

五帖

按：太阳主一身之表，为六经藩篱。外邪侵袭，太阳首当其冲。二例均为膀胱患病，风寒外束。前例膀胱兼有湿热，后例膀胱气弱。同用解表祛邪之中，一例兼清利，一例兼固摄。一为实证，一为实中有虚。

后案王女，31岁，该年龄正当人体盛壮时期，何以肾虚而膀胱失约？据分析，必有劳累或产后等发病因素遗漏阐明。

猪肚丸，据历代方书论载，处方各有不同，本案所用，是由白术240克、苦参180克、牡蛎240克、雄猪肚3个组成，治梦遗及肌肉消瘦等症。

风　温

阮某　男　16岁

风温证，身热咳呛，痰出薄韧，带有锈色，舌苔黄腻，脉滑数，小便赤色，口渴。治以清化。

豆豉	象贝	花粉	杏仁
竹沥夏	苡仁	淡芩	黑山栀
大连翘	广郁金	甜葶苈	炙兜铃
芦根	老瓜蒌	白莱菔汁	

按：陈平伯《外感温热篇》说："风温为病，春月与冬季为多，或恶风，或不恶风，必身热、咳嗽、烦渴。"本例身热、咳嗽、口渴三症悉具，证属风热无疑。

马某　男　25岁

形寒身热，热势甚壮，口渴、舌苔腻，胸闷，脉滑数而浮，大便溏泄，小便排泄觉热，色深赤，未得汗泄，热伏于里，经表寒束，邪蕴不达，症势防有变化，症宜重视。

豆豉	芩炭	胡连	炒银胡
秦艽	川通丝	橘红	郁金
连翘	楂肉	车前子（包）	原滑石（包）
葛根			

按：风温病的病程中有着"逆传心包"的特点。案中"症势防变"一语，是指本病有邪热内陷心营之势，故用郁金、连翘清心开郁，防止热闭清窍。邪在肺卫而先治心营，正如叶天士所谓"务先安未受邪之地，恐其陷入易易耳"。

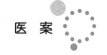

咳 嗽

王某　女　33 岁

初诊：风燥感肺，咽痒干咳无痰，胸胁引痛，嗽时带呕，治宜清燥保肺。

炙桑叶皮	南苏子	白蛤壳	粉沙参
胖大海	白杏仁	制天虫	粉甘草
雪梨膏			

二诊：干咳已缓，胸胁仍痛，再以清肺。

炙桑叶皮	南苏子	白蛤壳	粉沙参
胖大海	白杏仁	粉甘草	制天虫
竹沥半夏	盐水炒橘红		

赵某　男　57 岁

初诊：秋燥袭肺，肺失肃润，咽痒干咳，胸胁震痛。

炙桑皮	白杏仁	南苏子	粉沙参
白蛤壳	胖大海	火麻仁	枇杷叶
雪梨膏			

三帖

二诊：咳嗽渐减，上焦清肃未变，再以清肺。

炙桑叶皮	炙白前薇	粉沙参	白蛤壳
南苏子	柿霜饼	胖大海	白杏仁
枇杷叶			

三帖

按：此二例为外感风燥咳嗽。风燥犯肺，燥热灼津，肺失清润，气逆而咳。以桑杏汤加减，疏风清热润燥。南沙参与粉沙参，二药均为润肺之品，但后者兼有养胃之力。前例患者肺胃同病，咳吐并见，更南沙参以粉沙参，尤为妥切。

柿霜饼，目前临诊处方已较为少用，在近来出版的中药书中也未收载。柿霜饼为有白色粉霜的柿饼。甘凉，入心、肺经，清热、润燥、化痰，治肺热燥咳、咽干喉痛等症。亦有单用柿霜冲服或作丸噙化。

戈某　女　44岁

初诊：肺气早伤，肝阴亦少，志火偏盛，近日咳嗽复作，痰不爽豁，嗽时气急，脉细，痰出薄白，右降力弱，左升太过，症属痰火。

黛蛤壳	旋覆花	南苏子	炙白前薇
炙桑叶皮	粉沙参	白杏仁	浮海石
银胡	枇杷叶		

二诊：久嗽上焦清肃未复，嗽时燥热头汗，气急。

黛蛤壳	旋覆花	代赭石	南苏子
地骨皮	桑白皮	粉沙参	冬瓜子
枇杷叶			

四帖

三诊：气逆渐平，惟子夜咳嗽尤甚，再以清肺化痰。

炙桑叶皮	炙白前薇	象贝	老瓜蒌
浮海石	粉沙参	南苏子	白杏仁
枇杷叶			

三帖

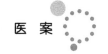

缪某　女　48岁

初诊：肺虚肃降无力，营虚志火偏旺，气火升逆，至夜咳嗽尤甚，手心焦灼，咽痒。

黛蛤壳	代赭石	南苏子	怀牛膝
炙白前薇	粉沙参	制天虫	粉甘草
制女贞	炙鳖甲	枇杷叶	

三帖

二诊：肺虚肃降无力，志火偏旺，咳呛头晕。

黛蛤壳	炙白前薇	南苏子	炙兜铃
炙桑叶皮	京玄参	粉沙参	怀牛膝
枇杷叶	石决明	甘菊花	

三帖

三诊：咳嗽已缓，嗽时燥热头汗已除，再以清肺热。

京玄参	粉沙参	白蛤壳	冬瓜子
南苏子	炙白前薇	制女贞	胖大海
枇杷叶			

三帖

按：金虚则木火无制，气火循经上炎，木火侮金。以上二例为肝火犯肺咳嗽，本黛蛤、泻白之意，清肺、平肝、降火。

宋某　男　51岁

初诊：咳嗽痰少，仰卧尤甚，动即气急，肺元虚，肃降失职，治宜平降清润保肺。

旋覆花（包）	代赭石	南苏子	川贝

元麦冬　　　　炙白前薇　　　　百合　　　　盐水炒怀牛膝

四帖

二诊：服药后，气逆渐平，咳嗽未宁，再从前法继进。

旋覆花（包）　　代赭石　　　　南苏子　　　　白蛤壳

冬瓜子　　　　川贝　　　　元麦冬　　　　北沙参

盐水炒怀牛膝　　百合

四帖

姜某　男　31岁

初诊：久咳不止，痰中带血，乍有乍无，谷食不多，神疲乏力，脉弦滑，舌光滑，肺阴不足，清肃失司，血络破损，血从上溢，拟滋养肺气，摄血归经。

北沙参　　　　元麦冬　　　　白杏仁　　　　川贝

桔梗　　　　藕节　　　　南苏子　　　　盐水炒橘红

盐水炒怀牛膝　　　　枇杷叶

三帖

二诊：肺损有年，咳嗽咯血，时发时止，拟滋养肺气，宁嗽止咳。

北沙参　　　　元麦冬　　　　五味子　　　　百部

云苓　　　　冬术　　　　白蛤壳　　　　炙甘草

枇杷叶

三帖

按：咳血一案，是因痰火犯肺，肺阴不足，咳伤肺络而成。以北沙参、元麦冬等滋阴养肺，川贝、桔梗、杏仁、苏子、橘红清肺化痰，枇杷叶化痰下气，盐水炒怀牛膝引火下行，藕节收敛

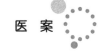

止血，以冀火降、气顺、痰消、血止、络和之目的。

肺 痈

王某　女　成

初诊：病经五日，痰浊上踞，蕴蒸生热，致成肺痈，咳嗽痰腥，脉数身热，症渐深患。

鲜苇茎	桑白皮	炙兜铃	冬瓜子
象贝	枇杷叶	甜葶苈	地骨皮
生苡仁	老瓜蒌	肥石蚕	

八帖

二诊：前以清泻肺胃积热，痰腥臭已除，惟脉小数，里热未彻，痰有绿色，喉干，胃气不振，时当酷暑炎热，再以清化。

玄参	地骨皮	瓜蒌	兜铃
桑白皮	甜葶苈	生苡仁	枇杷叶
白前薇	盐水炒橘红		

按：肺痈一症，多有风热外侵，痰热内结，内外合邪而致痰热瘀血郁结肺囊，发为痈脓。《柳选四家医案》说："肺痈之病，皆因邪瘀阻于肺络，久蕴生热，蒸化成脓……初用疏瘀散邪泻热，可冀其不成脓也。"本例辨证属于实热证候，为肺痈初期，周老医生以泻肺清热、消痰散结为法，泻白散、千金苇茎汤两方加减化裁。以泻白散泻肺中伏热清其源，伍以葶苈子泻肺中痰水，使上踞之痰得以下彻；千金苇茎汤去桃仁，加枇杷叶、瓜蒌皮、兜铃以增强清泄肺热、化痰散结之效。二诊痰腥已除，加白前、白薇、玄参清化之品，彻其余热。

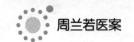

肺 痿

肺痿咳嗽痰多白沫，咯涎沫，嘴干燥，形瘦，脉虚数，症属初起，治以滋养肺脏，以复上焦化源。

北沙参	元麦冬	粉沙参	白蛤壳
玄参	生地	阿胶（烊）	柿霜饼
百合	肺露		

按：《金匮要略》云："……寸口脉数，其人咳，口中反有浊唾涎沫者何？师曰：为肺痿之病。"肺痿是由肺热叶焦，津液耗伤所引起。本案以沙参、麦冬等甘寒之品滋阴养肺。肺胃之阴，津液也，液生于气，惟清润之品可以生之。

肺露系属复方，清代马培之制订。方用猪肺一具，去血洗净，配合孩儿参、天冬、麦冬、阿胶珠、丝瓜络、川贝母各6克，北沙参、黛蛤散、冬瓜子、生玉竹、茯苓各6克，炙款冬花、炙桑白皮、地骨皮、知母、丹皮各5克，炙马兜铃、炙葶苈子各3克，芦根60克，炙枇杷叶120克，其置蒸馏气中，加水蒸馏取药露，其味淡微苦，气微香。此露取猪肺引经，配诸药清肺，具有清肺消痰作用。

哮 喘

泮某 女 27岁

中阳不振，饮聚膈间，阻碍呼吸，气急，喉有痰声，终宵凭几而坐，不能仰卧。

麻黄	干姜打五味	杏仁	苏子

茯苓　　　　　制半夏　　　　神曲　　　　　枳壳炒白术

带壳砂

按："哮喘专主以痰"。或因肺失肃降，气不化津，或因脾虚，不能化水谷为精微，或因肾阳虚，水泛成痰，痰阻气道，升降失常，成哮成喘。

高某　男　53岁

初诊：肺损有年，气急咳嗽有根，近日宿病复发，气急不堪平卧，痰多稠浓，脉搏左手弦滑，正虚邪盛，防变气喘。

旋覆花（包）	代赭石	川象贝	浮海石
白杏仁	炙白前薇	老瓜蒌	甜葶苈
南苏子	莱菔子	紫沉香	枇杷叶

三帖

二诊：肺肾亏损，痰热内蕴，痰出稠浓色黄，动则气急，脉右弦滑带数，症情尚属重大。

旋覆花（包）	代赭石	川象贝	浮海石
甜葶苈	竹沥半夏	老瓜蒌	南苏子
盐水炒橘红	莱菔汁	紫沉香	炙白前薇
枇杷叶			

三帖

三诊：痰出稠浓较减，气急亦稍平，再宗前治。

旋覆花（包）	代赭石	紫沉香	川象贝
老瓜蒌	白杏仁	浮海石	甜葶苈
冬瓜子	五味子	冬虫夏草	

三帖

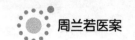
按：痰伏于肺，为其哮喘之"夙根"，常可因寒因劳复发。

夏某　女　45岁

初诊：脾肾精血衰惫已久，兹因咳嗽失治，冲脉与肾脏摄纳无权，宿患气喘复起，不能卧，气急心悸，症势切宜加意，防其喘脱。

太子参	五味子	元麦冬	陈萸肉
酸枣仁	磁石	紫石英	左牡蛎
冬虫夏草	代赭石	青铅	补肾丸

二诊：气喘略平，略能仰卧，冲脉与肾脏久亏，镇摄无力，症势尚宜加意。

黛蛤壳	炙白前薇	纯钩	滁菊
炒枣仁	元麦冬	辰灯心	左牡蛎
代赭石	川贝	青铅	补肾丸

二帖

三诊：气喘逐渐而减，心脏动跃较平，惟右手脉浮滑，大便三日未解，时有咳嗽咽干，虚体蕴热，尤难调治。

黛蛤壳	白前薇	纯钩	滁菊花
炒枣仁	元麦冬	左牡蛎	代赭石
青铅	南苏子	辰拌玄参心	补肾丸

三帖

四诊：刻诊与初诊时，呼吸短促其势已平，惟腑气因热窒滞，大便数日未通，肺受热熏，频作咳嗽，嗽时引起气急，病情尚宜加意。

| 黛蛤壳 | 代赭石 | 辰拌灯心 | 元麦冬 |

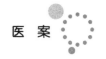

| 酸枣仁 | 左牡蛎 | 柏子仁 | 炙白前薇 |
| 炙麻仁 | 炙知母 |

三帖

按：女子二七，肾气旺而冲脉盛；七七，肾虚而冲衰。岁近更年，冲任已亏，气少摄纳，虚喘已显。肾与心阴阳互济，肺与心宗气相贯，久喘及心，脱症随即可现。初诊即用生脉宁心定悸。据目前药理临床报道，生脉散有强心复律的作用。

翁某　男　61岁

初诊：气喘痰鸣头汗，脉虚数无根，舌苔薄净，身体不能平卧，肾脏大亏，肺元有损散之势，治宜收敛元气以纳肾气。

沉香打生地	米炒党参	左牡蛎	五味子
青铅	磁石	元麦冬	代赭石
盐水炒杞子	陈萸肉

二帖

二诊：肾亏气喘、痰鸣头汗、不堪平卧较减，再以前治。

沉香打生地	蛤蚧	左牡蛎	五味子
青铅	党参	萸肉	磁石
代赭石	元麦冬	怀牛膝	都气丸

按：气喘头汗为之欲脱险症。《医宗金鉴》中说："汗出发润为肺绝。若身汗如油而喘者，为命绝。"案中用生脉散收敛肺气，黑锡丹镇摄元阳，三剂之后喘汗有减，化险为夷。

顾某　男　51岁

初诊：脉数滑而虚，舌苔中心厚腻，咳嗽痰出稠黄，嗽时头汗气急，症以肺肾阴亏，气火失纳，痰热上踞肺胃，肺热清肃失职，体虚邪实，尤属深患。

黛蛤壳	旋覆花（包）	代赭石	炙桑皮
粉沙参	炙白前薇	老瓜蒌	冬瓜子
生米仁	南苏子	川象贝	辰翘心

三帖

二诊：肺肾二亏，嗽时气热火升，前方服后痰出黄稠较少，舌苔根腻转薄，再以平降化痰，以清痰热。

黛蛤壳	旋覆花（包）	代赭石	炙桑皮
粉沙参	老瓜蒌	冬瓜子	细川斛
炙白前薇	川象贝	枇杷叶	

三帖

三诊：痰热渐少，肺肾亏损未复，摄纳清肃不足，咽痒，咳嗽气逆。

川石斛	南北沙参	南苏子	白蛤壳
代赭石	川贝	白前薇	冬瓜子
盐水炒怀牛膝	枇杷叶		

三帖

四诊：咳嗽痰少，胃气较振，惟舌苔中心尚腻，肺胃尚有余热，再以清化平逆。

细川斛	粉沙参	南苏子	白蛤壳
川贝	冬瓜子	炙白前薇	怀牛膝
灯心	麦冬	牡蛎	

按：此例为肺肾亏损，痰热上踞之喘症。前后四诊均以清热化痰为主，治其实而未治其虚，何以为此，考王孟英书有云，"感

后余热，阻气机之肃化，搏津液以为痰，此关不通，一切滋补无从着手"。

徐某　男　29岁

初诊：咳嗽气喘，呼吸无力，面色㿠白，舌苔薄白无华，脉沉数而滑，以致水谷之精华不能四布，成痰为喘，今拟宣扬肺气而化痰滞，助以扶养胃气。

| 旋覆花（包） | 代赭石 | 白杏仁 | 川象贝 |
| 广郁金 | 白及 | 丝瓜络 | 焦谷芽 |

三帖

二诊：咳嗽已减，气逆亦平，舌淡无华，苔薄白，脉象濡细，再以润肺化痰。

旋覆花（包）	代赭石	川象贝	广郁金
炙百部	炙款冬	白及	白茯苓
炙紫菀	白杏仁		

三帖

三诊：咳嗽气逆已停，纳渐增，惟肺阴暗耗，面色无华，头昏耳鸣，舌淡苔薄，脉沉细，治宜养血益气，初养肺阴。

党参	绵芪	白归身	南北沙参
阿胶珠	酸枣仁	煅磁石	左牡蛎
石决明	焦白芍		

四帖

四诊：咳嗽已止，肝气不舒，脘中作痛，苔薄根腻，脉来沉细无力，拟疏肝理气。

| 酒炒当归 | 金铃子 | 台乌药 | 制香附 |

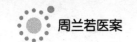

| 老苏梗 | 广郁金 | 茯苓 | 法半夏 |
| 川贝 | 佛手柑 |
| 四帖 |

按：宣肺化痰以治标，养胃补肺乃治本。肺病治胃，何也。脾与胃以膜相连，同居中焦，互为表里，肺金有赖脾气散精，培土能以生金，故有"脾为生气之源，肺为主气之枢"之说。

张某　男　60岁

初诊：心肾失交，彻夜不寐，阳亢无制，脉左右弦劲，浮火汗泄，气急不堪平卧，以交心肾，纳气平喘。

| 磁石 | 陈萸肉 | 冬虫夏草 | 怀山药 |
| 枸杞子 | 花龙骨 | 麦冬 | 炒枣仁 |
| 补肾丸 |

二诊：脉左右弦大，动则汗泄，心悸气急，心阴肾水皆亏，阳亢少藏，真气少纳，症情随时加意。

珍珠母	牡蛎	辰灯心	怀牛膝
白蛤壳	元麦冬	龙骨	炒枣仁
南苏子	代赭石	白前薇

三诊：心神较安，睡眠较振，惟右脉弦大，阳失潜藏，头胀，汗易泄越，肝肾精血下虚，不堪镇摄，再宗前法。

珍珠母	生白芍	辰灯心	炒枣仁
黑豆衣	元麦冬	左牡蛎	花龙骨
怀牛膝	纯钩	滁菊花	制女贞

四诊：二日前，寐中惊惕而醒，骤然气急汗泄。刻诊其脉，左手弦劲。兼有咳嗽，心阴亏而肾虚，气失摄纳，再心肾两培。

珍珠母	元麦冬	左牡蛎	花龙骨
生白芍	酸枣仁	黑豆衣	辰灯心
五味子	陈萸肉	怀牛膝	冬虫夏草

五诊：真阴偏亏，气火偏盛，脉左右弦劲而少柔和，汗易泄越，夜失安睡，动则气急，再以前方损益。

珍珠母	元麦冬	左牡蛎	花龙骨
生白芍	酸枣仁	黑豆衣	怀小麦
五味子	代赭石	南苏子	冬虫夏草

六诊：脉弦劲而失柔，肝肾精血久亏，阳气偏亢，失眠已久，气少不纳，时作气喘心悸，再以培养精血，以纳正气，再安心神。

珍珠母	元麦冬	左牡蛎	花龙骨
生白芍	磁石	黑豆衣	辰灯心
五味子	陈萸肉	脐带	补肾丸

七诊：脉弦劲浮大较敛，汗泄亦少，睡眠较安，前方既效，再当继进。

珍珠母	元麦冬	左牡蛎	花龙骨
生白芍	怀牛膝	黑豆衣	辰灯心
川连炒枣仁	补肾丸		

按：此为"心力衰竭"住院病例。症势险恶，经辨证论治结合西药治疗后"悸""喘""汗"等症皆减，未成虚脱。

胃 脘 痛

周某　男　63 岁

初诊：脘胀纳呆已旬余，近四日来，脘痛增剧，食入即吐，饮水亦然，泛酸吐涎，头晕目眩，大便艰行，脉弦滑稍数，肝胆气逆，脾胃受制，治宜疏肝健脾，和中降逆。

焦白芍	酒炒延胡	刺猬皮	煅瓦楞
姜半夏	广陈皮	白茯苓	带壳砂
煨木香	炒竹茹		

三帖

二诊：二日来胃气不振，纳呆，胃痛仍作，泛涎仍频，二便不畅，治宜温中健脾。

炒白术	淡干姜	焦白芍	淡吴萸
酒炒延胡	刺猬皮	广陈皮	姜半夏
白茯苓	米炒党参	炙甘草	

四帖

三诊：服药后，饮食得进，呕吐已除，惟泛涎仍作，再宗前治。前方加淮山药，四帖。

施某　男　35岁

初诊：肝阴为谋虑所伤，肝气偏盛犯胃，胃失通降则呕，贼脾，中运因之滞钝，肠之传导失其正常，以致肠鸣漉漉，磊落攻痛，大便数日不解，睡眠不安，脉虚数，拟以柔肝调气以和脾胃。

川连炒乌梅	金铃子	台乌药	青皮炒白芍
绿萼梅	玫瑰花	左牡蛎	龙齿
炒枣仁			

三帖

二诊：肝阴偏亏，肝气偏盛，滞于胃脘则脘痛，滞于肠则肠鸣，热入阴分，寐多盗汗，脉虚小，舌苔薄白，寐时短，胃纳仍少，再以柔肝调气。

川连炒乌梅	金铃子	乌药	青皮炒白芍
绿萼梅	左牡蛎	青龙齿	炙白薇
焦楂肉	苏合香丸		

三帖

三诊：脘处胀满渐除，饱闷亦觉畅快，惟肝阴未复，肠有积热，大便色黑，有时腹中磊气，以化余滞。

川连炒乌梅	金铃子	乌药	青皮炒白芍
焦楂肉	左牡蛎	绿萼梅	黑豆衣
炙白薇	青龙齿		

三帖

吴某　男　37岁

初诊：肝木犯胃，胃络暗伤，血从内溢，便血色黑，脘腹胀痛，头晕神疲，苔薄白，脉濡滑，治宜平肝和胃，益气养血。

乌贝散	酒炒当归	焦白芍	瓦楞子
酒炒延胡	金铃子	台乌药	广陈皮
法半夏			

三帖

二诊：痛势未减，大便色黑依然，舌苔薄糙，脉来濡数，血虚肝燥，脾虚气失通降，以致运化升降失其常度，宜养血以柔肝，实脾以和胃。

| 乌贝散 | 焦白芍 | 当归 | 白术 |

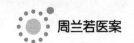

茯苓　　　　　瓦楞壳　　　　制香附　　　　乌药

三诊：连进养血益气之剂，痛势逐渐减轻，是气旺则能生血，血生则胃得滋养，不治痛而痛自止矣。仍从前方续进。

王某　女　23岁

脘痛三年，恣服止痛之品，胃络失和，曾经吐血，色暗有块，血止则痛势更剧，食少形瘦，大便干黑，脉弦紧，舌青紫，用咸涩固敛、辛润和络法。

煅瓦楞18克　　　乌贝散18克（吞）　　桃仁12克

赤芍12克　　　　旋覆花10克（包）　　当归须10克

丹皮6克　　　　　香附6克　　　　　　延胡6克

桂枝3克　　　　　红花汁拌丝瓜络10克

仲某　男　60岁

体丰形魁，三年前负重远行，努力伤络，当时呕血两口，不治而已，其后常有胁脘疼痛，因未碍操作，并不介意，近年因气运欠健，血行日滞，络瘀深锢，脘痛格食，便艰涩，脘右按之有形似胡桃大，脉涩，舌有数点紫瘀，深恐延成瘀积，取叶氏"虫蚁迅速飞走诸灵"，用丸以图之。

醋大黄90克　　桃仁90克　　　桂枝90克

赤芍90克　　　威灵仙90克　　海藻90克

蜣螂虫90克　　归尾180克　　　党参180克

九香虫45克　　䗪虫45克　　　虻虫45克

水蛭45克

上药研细未，以真上好米醋糊丸，如荔枝核大，每丸约重6

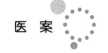

克，晨、晚各壹丸，米汤送。

按：此案血伤入络，瘀血凝滞胃脘，经久未愈。周老医生采用活血化瘀的方法治疗。"虫蚁迅速飞走诸灵"出自叶天士《临证指南医案》积聚篇。"飞"是升的意思，"走"是降的意思。用虫类药物活血化瘀通络，使血行气通，积去坚消。不用汤剂荡涤，而用丸药缓治，亦宗叶氏"治癥瘕之要，用攻法宜缓宜曲"之意。

杨某　女　40 岁

形体丰腴，中枢蕴湿，湿食交结，脘胀疼痛、拒按，嗳腐，便泄肛坠，脉细弦，苔黄腻，姑以升清涤浊、导滞和胃法。

煨葛根 5 克	黄芩 10 克	茵陈 10 克
炙鸡金 10 克	白芷 6 克	白术 6 克
台乌药 6 克	淡吴萸 2.5 克	细川连 2.5 克
枳实导滞丸 12 克（吞）		

罗某　男　65 岁

嗜饮积湿，湿聚酿痰，咳嗽痰稠，胸膈督闷，饮停心下，窒痹中阳，胃脘疼痛，按之有形，脉弦滑，苔薄白，以温胃通阳，涤浊化饮。

薤白头 6 克	新会皮 6 克	竹沥夏 6 克
广木香 6 克	川桂枝 5 克	煨枳实 12 克
白术 12 克	栝蒌实 15 克	茯苓 15 克
白蔻仁 3 克（杵，后下）		

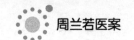

冯某　女　15岁

初诊： 恣食冷物，胃阳受抑，脘腹疼痛，时缓时甚，便秘，苔白，口淡，姑以温中助阳。

淡吴萸	淡干姜	白蔻仁（杵，后下）	姜半夏
广陈皮	荜澄茄	肉桂	制香附
焦枳壳	炙瓜蒌	广木香	

三帖

二诊： 胃阳失振，寒饮内滞，中脘作痛，大便溏泄。

制吴萸	淡干姜	高良姜	制香附
姜半夏	广陈皮	煨木香	带壳砂
焦楂肉	荜澄茄	焦神曲	

三帖

三诊： 脘痛已除，再以温中健脾。

吴萸炒白芍	制香附	乌药	姜半夏
白蔻仁（杵，后下）	带壳砂	焦楂肉	焦神曲
广陈皮	焦扁豆		

四帖

朱某　男　63岁

久泄不已，脘痛纳少，喜按喜暖，腰酸脊凉，肢冷神困，脉沉微，舌淡苔薄，缘脾肾失温煦之力，中州乏坐镇之权，用益火消阴法治之。

鹿角霜 12 克	米炒党参 12 克	巴戟肉 12 克
怀山药 15 克	黑附块 5 克	炮姜炭 5 克
煨果肉 6 克	苍术 10 克	瑶桂 1.5 克

沉香1.5克

按：胃脘痛，大都病位在胃。胃失和降，气机阻滞，"不通则痛"。但导致胃气失和者，可因肝脾、气血、痰湿、瘀血、积食等，有属邪实，有属正虚。治疗以"通"为原则，"通则不痛"。分别采用疏肝、健脾、调气、和血、化痰、去湿、活血化瘀、消食导滞等方法。周老医生在以上胃脘痛病例中，用疏肝和胃、柔肝调气治疗周、施两案肝胃失和证。用益气养血、活血化瘀治疗吴、王、仲三案瘀阻胃络病。用理湿导滞、化痰涤浊治疗杨、罗、冯三案湿食、痰饮、寒邪滞胃之疾。用温阳补虚治疗朱案脾肾阳虚、中阳欠运之患。

不通之因不同，治通之法各异。《医学真传》中说："夫通则不通，理也。但通之之法，各有不同。调气以和血，调血以和气，通也；上逆者，使之下行，中结者，使之旁达亦通也；虚者助之使通；寒者温之使通；无非通之之法也。"治疗胃脘痛，当从辨证出发，不得拘泥一方一药，所以前人有"止痛无定方"的说法。

腹　痛

周某　女　31岁

初诊：少腹左侧，有时隆起，形若如拳，疼痛如刺，而致神昏如厥。据说昨天发过三次，腹痛如折，苔腻边紫，向有痛经史。

紫丹参	酒炒当归	桃仁	金铃子
煨木香	酒炒延胡	吴萸	赤白芍
茺蔚子	青陈皮	焦楂肉	制香附

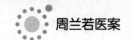

三帖

二诊：服药后，余瘀得下，昏厥未见发现，腹部阵痛，舌边紫色渐退，苔色微腻。

小茴香	酒炒当归	紫丹参	赤白芍
益母草	酒炒延胡	桃仁	制香附
焦楂肉	广郁金		

三帖

三诊：病情好转，食欲良好，少腹左侧有时气聚、胀痛。

米炒党参	焦於术	紫丹参	焦白芍
大熟地	金铃子	桑寄生	鸡血藤
青陈皮	广郁金	枳壳	炙草

三帖

按：腹痛有因食滞、寒滞、气滞者，亦有因虫、因火、因瘀者。此例瘀阻腹痛无疑，血瘀气滞，甚则气血结滞，阴阳气不相顺接而痛厥。

胁　痛

杨某　男　成

右胁肋络气失宣，疼痛已久，身体转侧、呼吸亦有引痛，肝肿，姑以和络养肝。

北沙参	麦冬	白芍	牡蛎
金铃子	乌药	紫菀	旋覆花（包）
丝瓜络	红花	桃仁	

按："暴病属实""久病属虚"。胁痛已久，肝阴亏损，气滞络

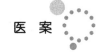

阻。以一贯煎加减，养阴柔肝，佐以桃仁、红花等活血化瘀通络。

冯某　男　41 岁

初诊：左胁肋呼吸疼痛，不堪转侧，大便二日未解，脉芤缓，少神，症属肺肝络气窒滞。

旋覆花（包）	杏仁	广郁金	橘核
老瓜蒌	丝瓜络	滴乳香	赤芍
归须	金铃子	橘红络	

二诊：胁肋疼痛渐除，肝肺络气失宣，左胁下尚有隐痛，胃气不振，脉虚芤。

酒炒归须	赤芍	滴乳香	制香附
酒炒延胡	丝瓜络	厚朴花	焦谷芽
法半夏	广橘红		

按：胁痛当责乎于肝，何以涉肺？肝升于左，肺降于右（张聿青有日出于东而光照于西、日沉于西而光照返于东之说。故肝生于右而用于左）。金木升降失常，气机窒滞而现胁痛。

李某　男　45 岁

肝炎已久，肝阴不复，肝体失柔，右胁按之作痛，消化失健，脘胀，面跗带浮。

北沙参	元麦冬	左牡蛎	金铃子
焦白芍	川柏炭	菟丝子	橘核
鳖甲	珠母	地蒲壳	冬瓜子
桑皮			

按：肝病及脾，运化失司，肿胀趋现。治其肝者，甘寒柔

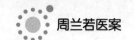

润，过寒则有郁遏脾阳之弊，故白芍取其焦而不用其生。

张某　女　60岁

右胁腹时作攻痛，痛及脘胁，舌苔白腻，脉缓小，老年气血已衰，肝失营养，厥阴之气郁勃为痛。

苏合香丸	左金丸	金铃子	台乌药
炙枳壳	广橘核	制香附	老瓜蒌
青皮炒白芍			

按：胁为肝之分野，木喜条达，气郁则胁痛。老年气血不足，肝络失养，疏肝利气暂治其标，痛缓之后，尚须治本杜源。

头　痛

王某　女　51岁

初诊：阴虚于下，阳化内风升僭，头痛眩晕，脉左弦浮。

首乌	阿胶	龟板	磁石
石决明	纯钩	白芍	女贞子
牛膝	甘菊	杞子	

二诊：肝阴虚，肝气肝阳蠢动，脉虚无力。

金铃子	楂肉	赤白芍	磁石
纯钩	牛膝	台乌药	佛手
石决明	牡蛎	女贞子	乌梅

三诊：肝气肝阳升举，嗳气头昏。

| 金铃子 | 楂肉 | 石决明 | 牛膝 |
| 女贞子 | 台乌药 | 佛手 | 左牡蛎 |

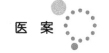

| 甘菊 | 沉香曲 |

四诊： 营虚肝阴不足，失眠脘胀，经治逐渐向减，尚有头晕耳鸣，而育阴潜阳。

磁石	牡蛎	炙龟板	桑寄生
焦白芍	制首乌	木瓜	纯钩
滁菊	怀山药	陈萸肉	焦楂肉
炙狗脊			

周某　女　48岁

肝阴营血皆亏，筋失营养，肢体麻木掣痛，肝阳升僭，头痛头晕，二耳失聪，姑以滋养肝阴法。

生地	制首乌	白芍	女贞
鳖甲	丹参	鸡血藤	麦冬
白薇	纯钩	三角胡麻	甘菊

按： 以上两例头痛，均以厥阴为本，肝阳为标。治疗以滋养肝阴为主，图以阴复涵木，肝阳自平，头痛诸症可愈。

腰　痛

李某　女　48岁

初诊： 肾脏亏损，腰酸如折，小便频数，有不禁之象。

青娥丸	炙狗脊	桑寄生	宣木瓜
鸡血藤	酒炒川断	绵杜仲	菟丝子
覆盆子	刘松石猪肚丸		
三帖			

二诊：腰酸较减，溲频亦较缓，再宗前意。

炙狗脊	桑寄生	宣木瓜	焦白芍
酒炒川断	鸡血藤	青娥丸	菟丝子
覆盆子	桑螵蛸		

三帖

按：腰痛一证，可有虚实之分。风寒、湿热、瘀血阻滞是为实证，肾元亏损是为虚证。然腰为肾之府，虚实腰痛，无不关乎于肾。

刘松石猪肚丸药物组成可阅感冒病例中的按语。

泄　泻

蒋左　辛丑年夏月

症延迄今，已将十八载，时轻时重，腹痛便泻日三四次，脘闷，腰酸，背脊隐痛，畏寒肢冷，渴喜热饮，脉沉而微，舌淡苔薄，拟温肾壮阳，运中化浊。

鹿角霜 10 克	西党参 12 克	淮山药 12 克
於术 6 克	米炒绵芪 18 克	补骨脂 18 克
炙狗脊 18 克	金铃子 12 克	左牡蛎 30 克
小茴香 2 克	官桂 3 克	

按：《景岳全书》："泄泻不愈，必自太阴传入少阴。"可见，久泻不愈，必伤及肾。督脉起于会阴，循背而行于身之后。久泻脾肾虚寒，督阳不振，故现背脊隐痛、畏寒肢冷等症。

本例脾虚及肾，以温肾壮督、健脾益气为法。周老医生根据督脉总督一身之阳，督阳壮则命火盛，土暖则化谷之理，认为温

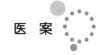

肾壮督首推鹿茸。

沈左　辛丑年夏月

食物中毒，上吐下泻，胃痛势甚，肢厥脉微，苔腻口渴，烦躁，急拟解毒止泻。

玉枢丹 5 克（吞）　　　　　广藿香 10 克

苏梗 6 克　　　　　　　　益元散（荷叶包）12 克

地骷髅 12 克　枣槟榔 12 克　焦楂肉 12 克

川连 1.2 克　炒木香 5 克　瓜蒌皮 5 克

按：本例发于炎夏盛暑，湿热夹食伤中，来势急迫，吐泻胃痛并作，阳气内郁不运，气机失于宣畅，故现脉微肢厥、口渴烦躁等症。先投玉枢丹以解毒辟秽，调畅气机，继以清热化湿，佐以消导施治。

任左　辛丑初秋

晨起腹痛，痛后便泄，至中午已泻六七次，口渴喜热饮，恶寒神疲，脉迟苔腻，脾阳为寒湿抑遏，阳气失鼓舞之力，清浊违升降之机，急拟分清阴阳。

纯阳正气丸 6 克（吞）　　　炮姜炭 5 克

煨木香 5 克　　泔苍术 6 克　　炒陈皮 5 克

六神曲 12 克　　茯苓 12 克　　制川朴 2.5 克

煨葛根 2.5 克　广藿香 10 克

炒泽泻 10 克

按：本例系暑湿深受，复感秋凉，寒湿困脾，清浊不分。故方用葛根升清，茯苓、泽泻降浊，陈皮、六曲顺气和中，姜炭、

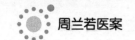

茅术、木香、川朴温化寒湿，理气行滞。时届初秋，暑气未消，益藿香以清暑化湿。纯阳正气丸助阳气之鼓舞。

吴某　壬寅年夏月

泄泻急迫，口渴神疲，胸闷胃钝，溲短热赤，苔黄腻，脉数疾，急宜清暑湿、升清阳。

苏合香丸一粒（研吞）	粉葛根 2.5 克
淡子芩 5 克　宋半夏 5 克	川连 1.2 克
炒金铃子 12 克　鲜荷叶一角	藿香 6 克
佩兰 6 克　　滑石 12 克	绿豆衣 12 克

一帖

按：本例适值夏秋之间，暑湿当令，湿热伤中。脾胃受病，邪热下迫大肠，故泻下急迫，势如水注，系属热泻。葛根芩连为世医治热泻习用之方，而暑必夹湿，无湿不成泻。仿三仁汤意，配以清暑利湿、芳香化浊之品，加金铃子疏肝泄热、行气和中。然何以投温开之苏合？夫以温治热，固属救火抱薪，但能开发其抑遏，则火热可以透露，且有助辟秽恶、化温浊之力，解除脏腑气血之郁滞。

周某　男　50 岁

大便久溏，肢末清冷，或完谷不化，是脾肾真阳之力衰退，舌淡脉虚。

淡附片	肉桂	煨姜	焦扁豆
禹粮石	煨肉果	炒巴戟	补骨脂
焦於术			

按：泻利日久，脾肾两虚，命火不足，不能助脾腐熟水谷，致完谷不化，利久阳虚，故有肢末清冷、舌质淡、脉虚等症。根据张景岳"久泻无火，多因脾肾虚弱也"，治疗不外温肾健脾为法。借鉴《本事方》二神丸、《阎氏小儿方论》附子理中汤加减，取附、桂、煨姜大辛大热，助阳补火，温里散寒；肉豆蔻、补骨脂、巴戟肉益肾壮阳；白术、扁豆渗湿健脾，合禹粮石涩阳之用。

杨左　辛丑年秋

去年患痢，经治虽愈，然中阳因而受损，时时脘腹胀闷，迩来情志不遂，纳谷不馨，大便日有三四次，每泻必腹中攻动不舒，脉弦苔薄白，拟制肝用酸、扶脾用甘之法。

炒乌梅 6 克	焦楂肉 10 克	白芍 10 克
茯苓 10 克	白术 10 克	焦六曲 12 克
金铃子 12 克	炙甘草 3 克	炒陈皮 6 克
佛手柑 6 克	台乌药 6 克	

按：本例脾气本虚，复因木郁。脾弱则肝旺，土衰则木贼。乃从脾胃虚弱、肝气乘中施治，用苦辛酸甘法，仿乌梅丸、痛泻要方之意，敛阴柔肝，疏气和中，以冀气畅郁舒，脾升胃降，痛泻自除。

周左　辛丑年夏月

症起突然腹痛，泻而不畅，泛恶嗳臭，胸脘督闷，神疲不振，脉滑细，苔腻，此寒食互滞、气机失宣之症。宜导滞消积，升清运中。

炒陈皮 6 克	法半夏 6 克	炙鸡金 6 克

带子腹皮 12 克　制川朴 5 克　　姜川连 2.5 克

苏梗 10 克　　　藿香正气丸 10 克（吞）

六一散 15 克（包）

按："饮食自倍，肠胃乃伤"，《景岳全书》亦谓："若饮食失节，起居不时，以致脾胃受伤，则水反为湿，谷反为滞，精华之气不能输化，致合污下降而泻利作矣。"本例系伤食泄泻，主以消导积滞法，随证祛逐，勿使存留，所谓通因通用也。

黄某　男　71 岁

初诊：脾肾阳虚，大便溏泄，有滑脱不禁之象，脉微小少力，姑以培脾肾以止溏泄。

党参　　　　　绵芪　　　　　焦白术　　　　带壳砂

炙甘草　　　　赤石脂　　　　诃子肉　　　　乌梅炭

焦神曲　　　　怀山药　　　　陈萸肉

二诊：服药后，大便溏泄、滑脱不禁之象逐渐减少，再从前治。

党参　　　　　绵芪　　　　　白术　　　　　带壳砂

炙甘草　　　　炒巴戟　　　　陈萸肉

按：久泻病人多伤脾肾，且多兼气虚滑脱之症，张景岳说："脾弱者因虚所以易泻，因泻所以愈虚，盖关门不固，则气随泻去。"故终致"愈利愈虚""元气下陷"之后果，因此他主张"若久泻元气下陷，大肠虚滑不收者，须于补剂中加乌梅、五味子、罂粟壳之属以固之"。丹溪亦有"脾泻已久，大肠失禁，此脾气已脱，宜急涩之"的主张。因此，周老医生遇此病例，在上述治疗法则下，结合临床见证，借鉴《局方》四神丸、罗谦甫之真人养脏汤、《伤寒论》赤石脂禹余粮汤等方义灵活加减，取诃子肉、赤石脂、禹粮石涩肠固脱，补骨脂、巴戟肉酸温敛阴，阳中求阴。补涩剂中加入神曲、带壳砂等理气行滞和胃之品，固中有行，寓消于补。

朱某　女　64岁

脉左右微细不应指，大便泄泻，舌苔白厚，胃困疲倦，老年气衰湿盛，尤宜加意。

藿香	川朴	葛根	木香
楂炭	带皮苓	带壳砂	制半夏
神曲	扁豆	车前子（包）	陈皮

按:《难经》中有"湿多成五泄"的记载，历代医家也都以利湿之品治泻。张景岳说："凡泄泻之病，多由于水谷不分，故以利为上策""治泻不利水，非其治也。"本例脾虚气衰，适值霉令，暑湿尤甚。因此，周老医生用温中分利法，以藿、朴、陈、夏温中化湿，葛根升清，茯苓、车前子淡渗以分利湿浊。

冯某　男　69岁

初诊: 脾肾真阳不振，黎明时真阳当复，以致大便泄泻，姑以温煦脾肾真阳以止泻。

四神丸（吞）	怀山药	陈萸肉	补骨脂
炒巴戟肉	焦白术	焦扁豆	煨木香
益智仁	煨肉果		

五帖

二诊: 症状略有好转，原方续服五剂。

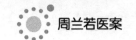
三诊：服药后晨泄渐除，大便未实，再以温煦脾肾。

四神丸（吞）	怀山药	补骨脂	炒巴戟
益智仁	煨肉果	焦神曲	煨木香
焦白术			

按：肾泄又名晨泄，每至黎明，阳气发动之时，水湿之气傍流而下，然肝病亦有至晨而泄者，以寅卯属木，木气旺时辄乘土位。本例肾泄，是命火衰微，与肝病木旺克土有别。严用和《济生方》载，治泄"补脾不如补肾，肾气若壮，丹田火经上蒸脾土，脾土温和，中焦自治"，故案中采用温肾健脾止泻法。

章某　女　60岁

脏寒生满，病，始泄泻，继为腹胀，畏冷，脉缓，舌苔白，老年脾肾不足。

淡附片	炮姜炭	补骨脂	巴戟肉
益智仁	木香	厚朴	楂肉炭
大腹皮	伏龙肝		

按：《内经》云："诸湿肿满，皆属于脾""脏寒生胀满，胃中寒则胀满。"本例始起腹泻，迁延日久，从实转虚，复加湿食所伤，表现虚中夹实证候。故方以炮姜、附片辛热散寒，巴戟肉、益智仁温助脾肾，木香、厚朴、楂炭、腹皮理气宽中、消积行滞，配以伏龙肝增强温中止泻之力。

痢　疾

张左　壬寅盛夏

便下白色粘液，日约十余次，腹痛里急，形寒悠热，头痛肢楚，咽干燥咳，脉象浮数，舌苔薄白，肺蕴风热，肠间寒湿，肌表束寒，先以表散肺卫寒邪，佐涤肠间湿浊。

荆芥 6 克	防风 6 克	银柴胡 6 克
陈蒿梗 6 克	杏仁 12 克	枣槟榔 12 克
苡仁 12 克	南苏子 10 克	清水豆卷 12 克
煨木香 5 克	黛蛤壳 18 克	玉枢丹 0.6 克（先吞）

按：此为下痢初起的逆流挽舟法。

冯左　辛丑年秋

贪凉饮冷，与时令之湿邪互凝，致成下痢，腹痛里急，后重矢气，便泻白色粘液，四肢不温，脉迟细，舌质淡，苔白，宜运脾土以化阴寒。

桂枝木 3 克	炮姜 3 克	制川朴 5 克
陈皮 6 克	苍术 10 克	车前子 10 克（包）
茯苓 12 克	泽泻 12 克	生苡仁 12 克
金铃子 12 克	小茴香 1.2 克	苏合香丸一粒（化服）

按：此为寒湿下痢，用温中化湿法。

汪某　女　30 岁

初诊：昨起下痢，痢下粘冻，临圊腹痛，日有二十余次，里急后重，脉濡细，苔黄腻，湿热中阻，治宜清化。

白头翁	北秦皮	川连	木香
当归	赤白芍	六曲	枳壳
焦白术			

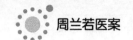

三帖

二诊：下痢已止，今日大便甚畅，粘冻已除，但腹痛未已，脉细，舌根黄腻，治宜健脾理气。

| 焦白术 | 茯苓 | 广木香 | 焦神曲 |
| 当归 | 焦白芍 | 制香附 | 青陈皮 |

三帖

按：此为湿热下痢的清肠化湿法。

陆右　辛丑夏月

脾胃湿食互滞，运化迟纯，下注肠间，酿积下痢，色赤带血，脘腹胀滞，气闷，舌苔白，姑以通因通用，导肠中积滞，化中枢蕴湿。

枳实导滞丸 10 克（吞）	炒泽泻 10 克
桑皮 12 克	楂肉 12 克	枣槟榔 12 克
大腹皮 12 克	厚朴 5 克	木香 5 克
青皮 5 克	陈皮 5 克	粉丹皮 6 克

按：此为湿食下痢的通因通用法。

周左　辛丑年秋

脾胃蕴湿，清气下陷，始则便泄，继转赤白下痢、里急后重，中脘胀闷，脉细数，舌苔黄腻，姑以升清降浊，清热利湿。

粉葛根 2.5 克	姜川连 2.5 克	黄芩 6 克
藿香 5 克	滑石 10 克	绿豆衣 10 克
泽泻 10 克	枳壳 5 克	蔻仁 5 克

纯阳正气丸 12 克（吞）

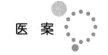

按：此为湿热痢的升清降浊法。

孟右　辛丑年秋

始咳呛，继泄利，兜涩过早，延成下痢，色白，腹痛后重，溲短赤，脉洄数，舌苔薄白，表里同病，拟清上焦化源，通下焦壅结。

瓜蒌皮 12 克	炙桑皮 12 克	杏仁 12 克
苡仁 12 克	茯苓 12 克	桔梗 3 克
黄芩 5 克	带子腹皮 13 克	

甘露消毒丹 10 克（吞）

按：肺热移肠，兜涩过早，热壅气滞成痢。治以宣发肺气、清降湿浊。清升浊降，气机和畅，痢下可愈。故前人有云："调气则后重自除。"

吴某　男　成

夏秋暑湿下痢，治疗止涩太早，变成噤口痢，饮食不进，精神困惫，舌苔干而少液，频有空呕，脉虚数，姑以化暑湿以去积滞而苏醒胃气。

枳壳炭	黄芩炭	姜川连	焦麦芽
楂肉	益元散	石莲肉	原扁斛
炒银花	白头翁		

按：湿热下痢，兜涩太早，积滞壅结，热毒上攻于胃而致噤口痢。仿开噤散以清热解毒、和胃降逆。

朱左　辛卯秋末

久病脾肾两亏，真阳渐衰，脾阳弱，肝气滞，食后运化滞钝，脘腹不舒，大便中频有黏汁积滞，腹痛里急后重，尾闾骨酸楚，腹中自觉寒冷，拟以温煦脾肾之阳。

泔茅术 10 克　　焦枳壳 10 克　　焦白芍 10 克

焦六曲 12 克　　焦楂肉 12 克　　瑶桂 5 克

附片 5 克　　　炮姜炭 5 克　　　制川朴 5 克

鹿角霜 15 克　　四神丸 10 克（吞）

按：四神丸一般多用于治疗"五更泄泻"，而此用于治痢。治病溯源，本例痢下亦属脾肾阳虚，温煦失司所致，用四神丸温肾暖脾何尝不可。

冯某　男　成

下痢纯血，腹不痛，血色紫暗，胃纳亦少，精神疲惫，姑以温煦脾肾。

炒巴戟　　　补骨脂　　　煨肉果　　　煨姜

东洋参　　　附片　　　　赤石脂　　　当归炭

白芍炭　　　焦楂肉　　　白术炭

按：张石顽曰："血色鲜紫浓厚者属热，若瘀晦稀淡如玛瑙色者，为阳虚不能制阴而下，非温其气则血不清。"此例脾肾阳虚下痢无疑，仿真人养脏汤以温中补虚，涩肠固脱。

陈某　男　成

下痢经久，滞渐尽，中气下陷后脱肛，姑以益气摄肛。

党参　　　　绵芪　　　　白术　　　　带壳砂

山药　　　　萸肉　　　　神曲　　　　赤石脂

词子肉　　　　　　乌梅炭

黄叟　壬寅秋末

初秋患痢，蔓延失治，痢症时轻时重，乍作乍休，腹痛后重，大便下积，口淡而和，脉来沉细，舌苔薄白；有成休息痢之势，宜固涩下元为首务。

乌梅肉 10 克　　　　　巴戟肉 10 克　　　　　石榴皮 10 克

川朴 5 克　　　　　　木香 5 克　　　　　　炮姜炭 5 克

砂仁 1.5 克（杵，后下）　　　　　　　益智仁 12 克

脏连丸 6 克（吞）

按：以上两例均为久痢涩肠固脱法。但陈案邪去正虚，黄案正虚邪恋。前者益气固脱，重治其虚；后者调气去积，清肠固涩。

周老医生曾曰："（休息痢）当以护正为首务，宜采洁古言，然涩剂之中，应佐解毒之品，俾痢止而无毒壅，脏连丸最佳。"

王某　女　28 岁

初诊：怀孕四月，昨起下痢，症系肠有湿热酿成，痢时腹痛下滞、腰酸，甚则每有胎体殒落之险，治宜导滞安胎。

藿香　　　　　川朴　　　　　木香　　　　　芩炭

白术　　　　　神曲　　　　　带壳砂　　　　桑寄生

绵杜仲

二诊：痢次已稀，腹痛亦减，腰酸未除，再宗前治。

藿香　　　　　木香　　　　　芩炭　　　　　白术

带壳砂　　　　桑寄生　　　　绵杜仲　　　　焦扁豆

按：妇人患病，《内经》虽有"有故无殒，亦无殒也……衰其大半而止"之说，但周老医师治该妇人患痢，未用枳实、槟榔

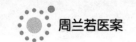

等消积导滞孟浪之品，而在处方中加入安胎药超过半数。重身患恙，不可不慎。

黄 疸

章某 女 成

初诊：冒雨而伤寒湿，始有寒热，并不介意，渐而身目俱黄，肌肤无汗，小溲不利，皮里瘙痒如有蚁行，纳谷锐减，头蒙，肢软，脉偏浮数，舌苔白糙，究其致疸之因，揣摩发黄机理，当与仲景所谓瘀热在里，身发黄同，法当宣肺以布治节，开腠理而达郁热。

净麻黄 6 克	连翘 12 克	前胡 6 克
杏仁 12 克	桑白皮 12 克	白术 10 克
佩兰叶 10 克	赤小豆 15 克	桔梗 5 克
鸡苏散 15 克（包）		藿香正气散 10 克（吞）

二诊：服一剂后，汗出溲行，肤痒顿除，疸色稍退。三剂后，黄疸基本消失，病退药减，不可徒伤正气，拟益气培中之品，以健脾运。

杏仁 12 克	桑白皮 12 克	茯苓 12 克
党参 12 克	白术 12 克	连翘 12 克
焦六曲 12 克	佩兰叶 10 克	广郁金 10 克
前胡 6 克	桔梗 3 克	

五剂后痊愈。

按：张景岳说："表邪发黄，即伤寒疸也。凡伤寒汗不能透而风湿在表者，有黄证。表邪未解，必发热，身痛，脉浮，少汗，

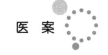

宜从汗散。"

陈某 女 成

初诊：脾胃位居中央，为仓廪之官。脾虚则中宫蕴湿，胃失和降而湿从热化，湿与热结，蒸郁发黄，肤目黄如金色，溺赤涩而便溏，纳谷不畅，胸闷腹胀，神疲肢楚，脉弦数，苔垢腻，法当清热利湿、升清降浊。俾脾运健，津液行，湿浊焉留。胃和降，水谷运，热由何生。

葛根 10 克	瞿麦 10 克	车前子 10 克（包）
炒六曲 12 克	白芍 12 克	通天草 12 克
泔茅术 6 克	黄芩 6 克	炒陈皮 6 克
淡吴萸 3 克	川连 2.5 克	砂仁 2.5 克
清宁丸 3 克（包）		

二诊：三剂后复诊，小溲畅行，疸色渐退，纳谷大增，胃气已苏，脾湿趋运，再宗原意出入。

葛根 6 克	瞿麦 6 克	黄芩 6 克
活水芦根 15 克	滑石 15 克（包）	白术 12 克
白芍 12 克	茯苓 12 克	陈皮 10 克
金铃子 10 克	通天草 10 克	清宁丸 6 克（包）

三诊：四剂后，湿化热清，疸证已愈，纳谷颇馨，溲清不浊，惟脉来尚有弦象，苔布薄糙。

北沙参 12 克	生鳖甲 12 克	西党参 12 克
生地 12 克	杞子 10 克	麦冬 10 克
白芍 10 克	金铃子 10 克	白术 15 克
茯苓 15 克		

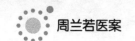

按：《伤寒明理论》曰："大抵黄家属太阴，太阴者，脾之经也。脾者土，黄为土色，脾经为湿热蒸之，则色见于外，必发身黄也。"脾胃互为表里，脾宜升，胃宜降，脾胃升降枢机失常，湿浊逗留，蕴结化热而成湿热黄疸。

吴某　男　成

初诊：喜嗜辛热，肝胆火炽，时届长夏，湿浊弥漫，湿滞气阻，失于疏泄，湿火相得，助纣为虐。始则寒热往来，继而溺黄便坚，刻下目深黄，右胁疼痛，易怒烦躁，小溲热赤涩热痛。诊得脉弦，左关洪数，舌红苔黄，宜投苦味，直折厥阴实火，兼泻其子，导利水湿，龙胆泻肝汤最为合拍。

龙胆草 6 克	炙柴胡 6 克	潼木通 6 克
黄芩 6 克	甘草梢 6 克	黑山栀 10 克
泽泻 10 克	当归 12 克	生地 12 克
茵陈 12 克	甘露消毒丹 15 克（吞）	

二诊：四剂后溲畅疸退，脉来稍和，胁痛大减，但面赤颧红，舌仍红，苔薄黄，是湿火欲解，邪热羁恋，再宗原拟增损。

龙胆草 6 克	炙柴胡 6 克	潼木通 6 克
瞿麦 6 克	黄芩 10 克	当归 12 克
通天草 10 克	泽泻 10 克	当归 12 克
茵陈 12 克	平地木 12 克	白芍 5 克
广郁金 5 克		

三诊：三剂后，疸已退净，小便清长，便亦畅行，惟尚有胁痛，脉弦，舌质红，苔薄糙，是疸后脏阴受戕，肝失柔润之故，投自拟乙癸同源饮加减。

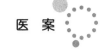

当归 12 克　　　白芍 12 克　　　北沙参 12 克

杞子 12 克　　　炙鳖甲 15 克　　平地木 15 克

藏红花 1.5 克（后入）　　　　　　大生地 10 克

麦冬 10 克　　　金铃子 10 克　　制女贞 6 克

生首乌 6 克　　　左牡蛎 20 克

按:《内经》所谓"湿热相交,民当病黄"。黄疸是由湿阻中焦,脾胃壅滞,湿热熏蒸,胆液为湿热所迫,不循常道,溢于肌肤而成。周老医生并认为,"目为肝窍,肝胆相表里,胆液泄则目必先黄"。

"乙癸同源饮"为周老医生自拟之方,他认为:"右胁肿痛（肝肿大）之病因非只一端,有由黄疸之后,肝叶失柔,气壅而肿者;又有终朝谋虑,君相五志之火妄动,戕损肝脏而致者;或由平素偏嗜辛辣之味劫损肝阴者;或因饮食淡薄,致少营养而起者;更有房欲太过,肾阴不充,水不涵木,肾病及肝者。凡此种种缘故,皆足导致右胁肿痛。治疗方法,若仅从行瘀理气之法,采用逍遥、左金、延胡索散之类,虽能取快一时,略觉宽畅,然逾复如故,终难杜根。我所常用之'乙癸同源饮',系根据'乙癸同源'之理,参合前贤学说,采用魏玉璜一贯煎,并叶天士治肝郁之法,结合临证实践经验,从育肾水以涵肝木、复脏阴以消肝肿入手,制订而成。"

胡某　男　成

初诊:右胁隐痛业已二年,时缓时剧,乍作乍休,肝胆气机失于疏泄已知。迩来时届秋令,风燥烁津,郁而生热,若有寒热之象,口苦,呕逆,胁痛,脘胀,溺赤,身黄,面目更甚,脉来弦数，舌苔黄糙，此胆热液泄所成。仲景有"诸黄腹痛而呕者，用小柴胡汤"之说。投小柴胡加栀子汤，疏泄为治。

炙柴胡 6 克　　黑山栀 6 克　　　黄芩 6 克

制半夏 6 克　　党参 10 克　　　茯苓 10 克

金铃子 10 克　　台乌药 5 克　　　片姜黄 5 克

原滑石 12 克（包）　　　　焦六曲 12 克

万氏牛黄丸一粒（吞）

二诊：四剂后，疸色消退，呕逆已除，惟胁痛未除，纳谷不香。

前方去黑山栀、茯苓、姜黄、滑石、六曲，加郁金 10 克，砂仁 5 克（后下），大腹皮 12 克，益元散 12 克（包）。

三诊：又服四剂，黄疸退尽，然疸症后，肝脏脏阴受戕，肝体少血滋养，故脉现弦象，舌质偏红，苔布薄糙，善后之法，魏氏有一贯煎，余复采叶氏治肝郁之法，拟乙癸同源饮，从育肾涵肝法，以复脏阴、消体肿入手。

大生地 12 克　　杞子 12 克　　　炙鳖甲 12 克

北沙参 12 克　　金铃子 10 克　　白芍 10 克

麦冬 10 克　　　清阿胶 10 克（烊入）

当归 10 克　　　藏红花 1.5 克（后入）

姜川连 2.5 克　　砂仁 2.5 克（杵）左牡蛎 25 克

按：邪犯少阳，枢机不利，邪正分争而见寒热往来。胆气犯胃，气机不畅，胆火上炎，胃失下降而见口苦、呕逆。胁为肝胆所居，经气不利，可见胁痛、脘胀，胆液外溢目黄、身黄也。

本案宗仲景"诸黄腹痛而呕者，宜柴胡汤之意"而疗肝胆郁热之黄疸。陆渊雷对此方阐述尤明。陆氏曰："（柴胡汤）非专治胸胁间病，胸胁间有肿胀硬结之物，压迫肝脏胆囊，以生黄疸，治其胸胁，则黄疸自愈。"

葛某　女　成

初诊：黄疸经治已近二旬，曾进茵陈四苓、茵陈平胃辈，但均未效。究疸症发作之前，已见右胁隐痛，少阳枢纽失利可知。至面目肌肤发黄，小溲黄而少腹胀，大便艰而色灰黯，非湿热胶结之象乎。其午后似热，但外又畏寒，切其六部脉弦而濡，舌苔黄腻中灰，但利小便难解已结之热。投仲景硝石矾石散加味。

明矾 1.5 克（吞）	粉萆薢 12 克	留行子 12 克
败酱草 12 克	茵陈 12 克	炙鸡金 6 克
广郁金 6 克	石菖蒲 6 克	台乌药 6 克
玄明粉 10 克（烊入）		生苡仁 15 克
茯苓 15 克	苏合香丸一粒（吞）	

二诊：四剂后，胁痛腹胀已除，疸色消退，大便亦转黄色而畅行，再以疏泄以利气机。

茵陈 12 克	金铃子 12 克	瓜蒌仁 12 克
瓜蒌皮 12 克	玄明粉 6 克（烊入）	台乌药 6 克
广郁金 6 克	延胡索 10 克	广木香 10 克
白术 10 克	苏梗 10 克	茯苓 10 克
明矾 1.2 克（研，吞）		

三诊：服上方三剂后，诸恙均愈，予香砂六君丸以健脾和中，巩固疗效。

按："诸病黄家，但利其小便"是治疗黄疸的大法，但本例湿热胶结、瘀热在里之证，非利小便所能奏效。周老医生选用《金

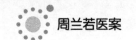

匮》硝石矾石散，化瘀涤热，泌浊退黄。

《神农本草经》载：硝石，味苦寒，主五脏积热，胃胀闭，涤去蓄结饮食，推陈致新。《内经》曰："中满者泄之于内，润下作咸。"硝石之苦咸，矾石之酸咸，皆能泄中满而润下。

罗某　男　成

初诊：面目黄，肌肤黄，溺色亦黄，谁不知曰黄疸。斯症起自蛊毒入络，胁下痞硬，数日前曾便下紫血盈碗，瘀凝蓄血诚可知，刻下胁腹尚欠舒展，黄疸色晦滞无华，脉象细弦而涩，舌黯、苔薄糙。投自拟化癥饮加减治之。

丹参 12 克	归尾 12 克	茵陈 12 克
党参 12 克	三棱 6 克	莪术 6 克
广木香 6 克	旋覆花（包）10 克	淡海藻 10 克
桃仁 10 克	参三七 3 克（吞）	
醋制大黄 5 克	厚朴 5 克	

二诊：二剂后，便色转黄，疸色显退，胁下亦感宽畅，纳谷见增，未始不为佳象，前方既效，当可扩充。

丹参 12 克	桃仁 12 克	归尾 12 克
党参 12 克	三棱 6 克	莪术 6 克
广木香 6 克	片姜黄 9 克	旋覆花 10 克（包）
海藻 10 克	茵陈 10 克	红花 10 克
苏梗 10 克	金匮鳖甲煎丸 10 克（吞）	

按：大黄常用于湿热蕴蒸的阳黄证，每多与茵陈、山栀配伍，清热化湿，通下退黄。因大黄并有止血、消瘀化癥的功用，故也可用于瘀血蕴积发黄，临床上在治疗慢性肝炎、肝硬化的肝

脾血瘀证时，处方中常配用大黄。张锡纯说："大黄能入血分，破一切瘀血，为其气香，故兼入气分，少用也能调气，治气郁作疼……故虽力猛，有病则病当之，恒有多用不妨者。"

黄某　男　成

初诊： 日前发热，昨起遍体黄染而干燥，今晨神识乍清乍糊，胸前隐现红疹，齿衄量多，渴不欲饮，便下色黯，切脉寸关弦大而虚，舌绛、苔黄糙，症属暑温发黄，亦系时疫疠气之温黄。急拟清宫醒神，冀邪热提出气分，尚能出险为夷，以求一线生机。

安宫牛黄丸一粒（急灌）	犀角（代）1.5 克
羚羊角 1.5 克（浓煎徐服）	银花 12 克
连翘 12 克　　生地 12 克	丹参 12 克
卷心竹叶 6 克　麦冬 6 克	川贝 6 克
川连 3 克　　茵陈 15 克	

二诊： 服药后次日，神识渐清，红疹显透，疸色稍减，便色转淡，小溲渐清。再进原方，脉已和，舌转淡红，疸色显退，红疹渐消，险境已脱，再清余热。

茵陈 15 克	滑石 15 克	泽泻 10 克
茯苓 10 克	醋大黄 10 克	延胡 10 克
广郁金 10 克	丹参 12 克	银花 12 克
连翘 12 克	万氏牛黄清心丸一粒（研，吞）	

三诊： 服四剂后，疸症已愈，纳谷亦增，二便正常，当扶正以善后调理。

党参 12 克	茯苓 12 克	白术 12 克

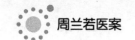

白芍 12 克　　　北沙参 12 克　　麦冬 10 克

当归 10 克　　　丹参 10 克　　　茵陈 15 克

牡蛎 15 克　　　枫斗 6 克（浓煎）

王某　男　32 岁

初诊： 进院七日，神志曾现昏迷，昨起嗜卧，症属阳黄，热复深入营分，内逼包络，蒙蔽清灵，症势渐入险境。

牛黄至宝丹　　鲜石菖　　　　广郁金

辰翘心　　　　原滑石（包）　姜川连　　　　黑山栀

二诊： 神志已清，热度已平，惟营分湿热蕴毒尚未外泄，仍宜加意毋忽。

绵茵陈　　　　益元散　　　　广藿香　　　　佩兰叶

鲜菖蒲　　　　炒泽泻　　　　生苡仁　　　　川柏炭

姜川连　　　　川通丝

按： 急黄证是由湿热疫毒，传入营分，内陷心肝所致。以犀角地黄汤、牛黄清心丸、至宝丹等清热解毒，开窍醒神。由于发病迅速，凶险多变，常昏迷恶化，临诊时不可不慎。

急黄证，类似西医的急性黄色肝萎缩、肝昏迷等疾病，大都由于肝功能损害严重，不能清除血液中有毒代谢产物，而致中枢神经系统代谢紊乱所引起的意识改变和昏迷为主的一系列精神神经症状。急黄因其"急"，故以清营泄热、开窍醒神治标救急，待神志清醒以后，仍需清热、利湿、解毒、育阴固本。

陈某　女　成

初诊： 素禀阳虚之质，督阳不振，脊凉带下，寒湿内蕴，神倦肢冷，自觉右胁隐痛，乍轻乍重，月来肌肤渐黄，色如熏黄灰暗，纳谷式微，面浮跗肿，脉来沉细，舌胖而苔薄滑。法当温通宣泄，拟温阳消黄汤加减。

茵陈 15 克	败酱草 15 克	党参 10 克
鹿角霜 10 克	丹参 10 克	苍术 10 克
淡附片 3 克	淡干姜 3 克	三棱 6 克
炙鸡金 6 克	至枢丹 1.5 克（吞）	

二诊：四剂后症情好转，纳谷增，疸色较泽，再宗原意出入。

前方加葛根 6 克，清宁丸 2.5 克（包）。

三诊：连服五剂，疸色渐退，诸恙递减，原方去玉枢丹、三棱，加扁豆 12 克，茯苓 12 克。

按：该女素体阳虚，感受寒湿，郁滞中焦，胆液被湿所阻，一身面目尽黄，色泽晦暗如烟熏，纳少面浮，脉沉苔滑。一般以茵陈术附汤治疗，而周老医生加重其剂，取自拟温阳消黄汤温阳化湿，泄浊退黄。共服十余剂而全愈。

前贤有谓黄疸有五：一曰阳黄，一曰阴黄，一曰伤寒发黄，一曰胆黄，一曰瘀血发黄。实际临床上无止于此，仅周老医生选案中，已有伤寒发黄、湿热阳黄、湿郁肝脾、肝胆气滞、瘀热胶锢、瘀血发黄、急黄、阴黄等八种。临诊时，必须根据具体病证辨证施治，方能收到满意的疗效。

咳 血

许某 女 41 岁

初诊：咳嗽痰里带血，痰色白，胸膺咳痛，舌苔薄净，便溏，姑以和络宁肺以培脾。

参三七	仙鹤草	制女贞	墨旱莲
藕节	炙白前薇	怀山药	焦扁豆
水炙紫菀	旋覆花（包）	广郁金	焦白术
枇杷叶			

二帖

二诊：咳血已除，便溏亦实，惟咳嗽未除，痰出薄白，深恐咳血再起。

炙桑叶皮	南苏子	白蛤壳	粉沙参
炙白前薇	制女贞	胖大海	炙紫菀
旋覆花（包）	枇杷叶		

三帖

按：痰为咳嗽之缘，气逆为咳血之因，痰化气顺，咳血乃愈。"脾为生痰之源""肺为贮痰之器"，肺脾同治，是为周老医生治疗咳血经验。

徐某　男　36岁

肺阴耗损，且有蕴热，上焦清肃不复，咳嗽漫延，痰黄带血，脉细而数，气急，胃困形瘦，肺损及肾，症渐深患。

细川斛	粉沙参	炙白前薇	冬瓜子
炙款冬	黛蛤壳	制女贞	墨旱莲
生苡仁	枇杷叶	地骨皮	

三帖

按：肺病经久不愈，营阴消烁，肾水亏损，阴不制阳，虚火内动，虚火蕴逆，络破见血。肺损及肾，母病及子。

咯 血

冯某　男　36岁

咯血盈碗，肺络内伤所致。

十灰丸	云南白药	旋覆花（包）	代赭石
怀牛膝	仙鹤草	焦白芍	瓦楞壳
茜根炭	牡蛎	甘菊	藕节

按：用药妙在瓦楞一味。咯血盈碗，必有瘀血内积，瘀血不去则出血不止。《本草衍义补遗》曰："瓦楞子消血块，化痰积。"

吐 血

董某　男　35岁

初诊：脉芤细，重按若无，脾之大络内伤，积瘀在里，曾经上吐下泻，都见瘀血，胃困不复，中脘胀满，腹形膨大，防其积瘀再溢，有虚脱之险。

五灵脂	桃仁	牛膝炭	代赭石
郁金	厚朴	木香	枳壳炒白术
茜根炭	当归炭		

三帖

二诊：腹膨较宽，胀滞亦减，胃气未复，症宜加意。

赤白芍	当归炭	牛膝炭	桃仁
瓦楞壳	茜根炭	广郁金	厚朴花
炒枳壳	焦谷芽		

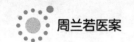

三帖

呕　血

鲁某　女　33岁

腹中磊落如拳如臂，哽动作痛，痛剧伤络，大便下血，上则呕血，脉细，症渐深患。

苏合香丸	左金丸	桃仁	瓦楞壳
延胡	青皮炒白芍	乌贝散	当归炭
香附	乌梅炭	玫瑰花	

按：吐血、呕血皆出于口。有血无声者谓吐血，有血有声者谓呕血。吐血其病在胃，呕血其病在肝。董、鲁两案均为上溢下出之血证，但前例吐血其治在胃，后例呕血其治在肝。

便　血

陈某　男　成

大便始下积，继下血，舌苔白厚，口淡，肢体倦怠，症以滞湿肠间，酿积，络损下血。

藿香	厚朴	茅术	木香
楂炭	炮姜炭	当归炭	白芍炭
枳实炭			

按：沈金鳌曰："便血兼由湿热风虚。所以下血或清或浊。亦不论粪前粪后。肠澼则客气盛而正气衰，所以血与水谷齐出。固不可不详审而治之也。然则肠澼之不得用肠风等药，宜升阳除湿和血汤。"

孙某　男　36岁

负重伤气，气不摄血，大便下血已经一载，腰酸形瘦，症情渐深。

党参	绵芪	升麻	荆芥炭
白术	扁豆	楂肉	椿根皮炭
益智仁	荷叶	白芍炭	当归炭
杜仲			

按：脾气不足，中宫不守，血无所摄而下血者，谓之远血。黄土汤、补中益气汤、归脾汤皆可选用。便血经久，肾气不固，脾气不强，益气健脾方中可参入益肾壮阳之品。

侯某　男　42岁

风热逗留大肠，大便下血，头晕。

荆芥炭	防风炭	椿根皮炭	侧柏炭
升麻炭	地榆炭	槐花炭	白芍炭
当归炭	杭菊	左牡蛎	

按：风热逗留，邪从太阳传入阳明，协热下血。肝脉绕络后阴，肝经血热渗入于肠为肠风下血。以荆芥、防风治其风，白芍、当归、牡蛎治其肝。便血之源虽有各属，但病位总在于肠，以诸炭收敛止血。方中使用升麻是谓"下者举之"之意。

尿　血

俞某　女　32岁

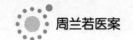

初诊：肾脏亏损，膀胱络伤尿血，头目昏晕，胸腹气闷。

栝楼皮	台乌药	胡连炒乌梅	覆盆子
左牡蛎	炒阿胶	薤白头	菟丝子
青皮炒白芍	猪肚丸	炒枣仁	血余炭

二诊：尿血已除，少腹弦急，小便频数，肾脏内伤，膀胱失约。

金刚丸	炙狗脊	生白芍	乌梅炭
金铃子	牡蛎	海螵蛸	菟丝子
覆盆子	猪肚丸	台乌药	莲须

按：小便出血，痛者谓之血淋，不痛者谓之尿血。膀胱热者血淋，溺出必痛。下元虚冷者尿血，溺出不痛。本例是为尿血，以温肾摄血法为治宗。

梅核气

沈某　女　50岁

喉间有痰，粘连不豁，气郁所致。

紫苏叶	厚朴	乌药	玉金
白芍	鸡血藤	寄生	橘红
制半夏			

按：梅核气都因肝气上逆，与痰搏结于咽所成。常用《和剂局方》四七汤治疗，本案处方亦从此化裁。

疝　气

李某　男　26岁

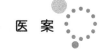

中气内亏，气陷厥阴，睾丸垂肿。

| 党参 | 绵芪 | 升麻 | 桔梗 |
| 菟丝子 | 乌药 | 茴香 | 家韭子 |
| 荔枝核 |

按：益气举陷合疏肝行滞，有标本兼治之意。

钱某　男　70岁

初诊：寒疝，睾丸肿大，少腹觉胀，常觉清冷。

瑶桂	炒巴戟	胡芦巴	家韭子
台乌药	枸桔李	小茴香炒金铃子
吴萸炒白芍	制香附	荔枝核	蝎尾

三帖

二诊：中气不足，下陷为疝，睾丸肿大，少腹清冷。

| 瑶桂 | 家韭子 | 小茴香 | 荔枝核 |
| 台乌药 | 胡芦巴 | 广橘核 | 蝎尾 |

五帖

按：少腹阴囊为肝经所过，肝主筋，睾丸为筋之所聚。疝气专属于肝，治疝先治气。寒疝者，温经散寒、疏肝利气为之常法。但蝎尾治疝，则为历代医书中罕见。寒邪凝滞，取其蝎尾散结通络之功欤？

疟 疾

王某　男　38岁

初诊：募原伏有疟邪，寒热屡发，胸闷溲赤头晕。

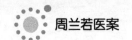

炒川连	夏枯草	炙鳖甲	青皮炒白芍
纯钩	生苡仁	炒泽泻	焦楂肉
炙枳壳	酒炒秦艽	滁菊花	

三帖

二诊： 疟后余热未清，脉左弦劲，肝胆郁热未澈，口干头晕便艰。

川连炒乌梅	炙知母	炙瓜蒌	碧玉散
夏枯头	麻仁丸	纯钩	滁菊花
辰拌翘心	板蓝根	辰灯心	

三帖

三诊： 前以疏肝郁、泄湿热，二便较利，饮食后胸次仍痛，周身经络酸楚，气短无力，病起已久，难其速效。

川连炒乌梅	金铃子	碧玉散	夏枯头
纯钩	滁菊花	瓜蒌	知母
怀牛膝	郁金	楂肉	

张某　男　59岁

初诊： 疟来间日，邪伏较深，便溏目眵，姑以和解法。

酒炒柴胡	酒炒青蒿	酒炒秦艽	法半夏
广陈皮	芩炭	夏枯头	炒泽泻
焦楂肉	焦扁豆		

二诊： 疟止，湿热未澈，头晕腰酸。

陈蒿梗	碧玉散	生苡仁	炒泽泻
夏枯头	炙狗脊	板蓝根	芩炭
白术	扁豆	滁菊	寄生

按：疟疾总不离少阳，治法有二：一曰和解，二曰截疟。翻阅周老医生治疟验案，用截疟之法甚少。俗谓"截疟太早则截住邪而成它病"。前例仿蒿芩清胆汤之意，疏泄肝胆郁邪；后例用小柴胡汤和解少阳，皆为达邪外出。

消　渴

董某　男　45岁

初诊：乍纳乍饥，消烁迅速，病起半月，肌肉尽削。询系失意事多，焦劳苦思，内火日炽胃液，口干，脏阴既损，姑以玉女煎加味。

大生地	麦冬	玄参	阿胶（烊入）
知母	石膏	炒白芍	女贞子
旱莲草	甘草		

二诊：前进甘凉救液，火势仅减二三，渴饮反甚，溲浑而浊。上中之消又转到肾消矣。三焦兼涉，津液必至告竭，证情极险，再拟从治之法，宗河间甘露法，必得十减七八乃幸。

熟地	石膏	人参	肉桂
生地	麦冬	炙甘草	白芍
黄柏			

三诊：从治之法，始也依然，药三进而纳日退矣，小水浑浊转清，舌苔光红亦淡，拟制小其剂，仍与上中下三焦并治。

熟地	乌梅	炙草	川连
川椒	生地	肉桂	人参
麦冬			

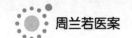

四诊：连进固本从治之法，并参苦辛酸安胃，冗推应手，今胃纳安常，诸恙皆平，而津液受伤已极，善后之法，自当益中育阴，以冀其复。

| 人参 | 熟地 | 天麦冬 | 西洋参 |
| 北沙参 | 知母 | 石斛 | 炙草 |

按：此例为消渴反治验案。消渴证，当应养阴生津、润燥清热为其正治；但亦有"热因热用"者，谓之反治。陈修园曰："下消无水，用六味丸以滋养少阴肾水矣。又加附子、肉桂者何？盖因命门火衰，不能蒸腐水谷。水谷之气，不能熏蒸上润乎肺，如釜底无薪，锅盖干燥，故渴。至于肺亦无所禀，不能四布水精，并行五经。其所饮之水，未经火化，直入膀胱，正谓饮一升，溺一升；饮一斗，溺一斗。观其尿味甘而不咸可知矣。故用桂、附之辛热，壮其少阴之火，灶底加薪，枯笼蒸溽，槁苗得雨，生意维新。"

肿　胀

金某　男　64岁

初诊：肺脾肾亏损，腹胀足肿，溲短气促，症势非轻。

金匮肾气丸	川椒目	汉防己	制半夏
制厚朴	淡附片	桂枝木	炒泽泻
赖氏橘红	半边莲

二诊：肺肾早伤，气化已滞，蕴痰积滞，为肿为胀，为喘之患，其势已露，尤加注意。

| 桂枝木 | 粉猪苓 | 淡附片 | 赖氏红 |

| 竹沥夏 | 白茯苓 | 川椒目 | 冬瓜子皮 |
| 炒泽泻 | 生桑皮 | 汉防己 | 葫芦壳 |

三诊：前拟温煦正气，以泄邪水，肿势、气急、心悸、便溏、足冷诸险症，逐渐而平。

淡附片	焦白术	姜半夏	广木香
补骨脂	白茯苓	赖氏红	制厚朴
巴戟肉桂枝木	针砂丸	金匮肾气丸（吞）	

按：水肿之成，多由三阴输布、通调、蒸化失司之故。水邪泛溢，甚则上逆，凌心射肺，心悸气喘相继出现。此例为西医所说的"心衰"重症。

桂枝木，乃为桂枝去其外层苦燥之性，得中心甘润之味，入心与心包二经，为补阳活血之良品。

针砂丸由针砂、木香、三棱、蓬术、草果、茵陈、乌药、猪苓、泽泻、白术、赤芍、苍术、厚朴、香附、陈皮、青皮等药组成，重治黄疸水肿，腹胀夹湿积滞成块。

高某　男　42岁

肾脏亏损，脾运亦滞，不但肢末浮肿，腹部渐觉胀滞不舒，慢性肾炎未可轻视。

金匮肾气丸（吞）	绵芪	党参	山药
萸肉	厚朴	木香	五加皮
大腹皮	葫芦壳	桂枝木	泽泻

按：慢性肾炎从脾、肾论治。

张某　男　5岁

初诊：脾胃蕴湿，外感风邪，肺气失宣，肝脾亦郁，大便溏，面部肢体骤然肿大，症颇深重。

炙麻黄	紫浮萍	杏仁	白芥子
制天虫	姜衣	大腹皮	莱菔子
制厚朴	猪苓	茯苓皮	地蒲壳

二诊：面部肢腿皆肿，蕴湿夹风，肺脾气机皆郁，症势颇重，防变气急。

葶苈子	大腹皮	生姜衣	桂枝木
猪苓	紫浮萍	白芥子	茯苓皮
半边莲	天虫	苏梗	

三诊：面部肿势渐退，脾运未健，腹痛便溏，足仍肿，稚年须节饮食，始不反复。

大腹皮	地蒲壳	白术	厚朴
桂枝木	焦楂肉	茯苓皮	生姜衣
扁豆	木香	带壳砂	

按：此张孩水肿病案，先因脾胃蕴湿，复感风邪所致。治疗先以宣肺利水治标，继以益气健脾治本，终以"稚年须节饮食，始不反复"一句为叮嘱，俾脾土健运，水精输布，水肿之病何以再起。

蒋某　男　11岁

初诊：痰湿内蕴，夹风外袭，风湿相郁，肺脾之气失宣，足跗、肾囊、大腹尽肿，气急，症势颇重。

| 甜葶苈 | 白芥子 | 白杏仁 | 大腹皮 |
| 地蒲壳 | 炒泽泻 | 白蒺藜 | 广郁金 |

制天虫　　　　　紫背浮萍

二帖

二诊:肺、脾、肾三脏皆亏,形肿腹大,肾囊胀大,小便不利,症势深患。

甜葶苈	白芥子	白杏仁	葫芦壳
地蒲壳	姜衣	制天虫	防己
泽泻	半边莲	车前子	

三帖

三诊:胀势较减,饮食略增,惟囊肿未瘥,再以分清。

甜葶苈	白杏仁	南苏子	桑白皮
川椒目	大腹皮	生姜衣	半边莲

车前子(包)

三帖

按:《金匮》虽有"腰以下肿当利小便,腰以上肿当发汗"之说,但本案足跗、肾囊、大腹尽肿,而取其宣肺行水法,下病取上,与《金匮》所说不同,可见周老医生诊治师古而不泥古。

黄某　男　54岁　农民

初诊:三年前负重远行,阴络受伤而致便血,经治血止,但瘀留不彻,时有胁痛,并不加意,今年体力日衰,烟酒之火热积于气分,瘀热相结,腹膜纳减,心悸头晕,溲短涩,便色黯,唇口燥赤,脉至弦数,舌绛苔腻,宜清热行瘀,分泄积水。

制军 6 克	甜葶苈 6 克	木通 6 克
丹皮 6 克	玉米须 12 克	大腹皮 12 克
黑山栀 10 克	葫芦壳 15 克	汉防己 5 克

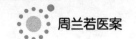

川椒目5克

四帖

二诊：大腹胀势较减，小溲排泄增多，饮食尚可，惟寐醒口中干腻。

前方去山栀，加南花粉12克，虫竹12克。服12剂，诸恙告瘥。

按：本案重点在于瘀热互结，壅塞不通，气滞饮聚，故方从己椒苈黄丸加味化裁，以增强利水退肿之效。生军易制军，并与丹、栀相配，凉血行血，以彻瘀热。

陈某　女　38岁　农民

初诊：胃呆纳罕，胁脘胀闷，腹膔形隆，脉至弦滑，二关细软，舌苔淡白，健运脾胃以复升降。

党参12克　　白术12克　　茯苓12克
白芍12克　　淡吴萸5克　　煨木香5克
陈皮6克　　姜半夏6克　　砂仁2.5克（杵，后下）
淡干姜2.5克

五帖

二诊：脘闷除，纳谷增，矢气转，腹膨宽。

原方服至15剂，诸恙告痊，继服香砂六君丸以固全功。

苏某　男　30岁　农民

初诊：脾虚土衰，运化乏权，肢冷神困，形羸唇白，通腹膔胀，嗳气频频，便溏溲短，脉细缓，苔薄白，舌质胖嫩，宜健坤运，以化湿浊，培中土以扶后天。

米炒党参 12 克	瓜蒌皮 12 克	汉防己 12 克
陈蒲壳 12 克	带皮苓 12 克	泔茅术 6 克
枳壳 6 克	苏梗 6 克	桂枝木 6 克
法半夏 10 克	制川朴 5 克	

二诊: 腹渐宽,肢已温,溲长便实,精神渐爽。原方续服12剂。

三诊: 病情基本痊愈,更服缪氏健脾资生丸。

按: 苏、陆二案,因脾虚不运,水湿内聚而成鼓胀,不宜过于分利,故取补脾化湿法,俾脾土旺则能散精于肺,通调水道,下输膀胱,水精四布,五经并行矣。所用方药,均以补其虚,除其湿,行其滞,调其气也。

章某　男　32岁　农民

初诊: 面浮体肿,腹大如鼓,咳呛气逆,神烦口渴,肢节酸楚,小溲热赤,大便不利,脉至寸关浮数,二尺沉实,舌苔糙白,邪热壅遏,肺气失肃,开合不利,水津失布,急开天气以泄地气。

浮萍 18 克	老瓜蒌 24 克	苡仁 12 克
虫竹 12 克	滑石 12 克(包)	带子腹皮 24 克
象贝 12 克	杏仁 12 克	葶苈子 10 克
麻黄 3 克	蝉衣 3 克	

五帖

二诊: 投前方后,咳呛平,溲便爽,肿势日消,腹膨递减。原方除葶苈,五帖。

按: 本例系风水症,故遵《金匮》"腰以上肿当发汗,腰以下

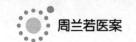

肿当利小便"之治则，取宣肺降气、疏风利水法，施治获效。

王某　女　34岁　农民

初诊：水停中焦，大腹膨隆，湿浊充斥，气失流利，动辄喘满，食入脘胀，口渴溲赤，脉弦滑，苔白腻，此所谓病水即病气也。急宜逐水开积，行气运滞。

控涎丹 2.5 克（吞）	麸炒枳实 12 克
冬瓜子、皮各 12 克	生莱菔子 15 克
白茯苓 15 克　白术 15 克	炙紫菀 6 克
商陆 6 克　　鸡金 6 克	干蟾皮 5 克
制川朴 5 克	

三帖

二诊：喘满减，腹膨宽，症愈大半，改用六君子汤加味以善后调治。

按：此由水湿久郁，痰饮互结，三焦气化失宣，水邪停蓄为患，必当根据《金匮》"诸有水者可下之"的原则，采取行气疏中、祛痰逐饮法，使在里之痰涎积饮从下而夺。此法毕竟有伤正气，故于三剂，症愈大半，即改用六君子汤加味，益气健脾，使脾旺可以制水，积水去而正不伤，诚尽善之法。

徐某　男　63岁　农民

嗜饮积湿，痰浊随生，高年气血并亏，气血痰互结，阻滞三焦络隧，始时乍寒乍热，近乎疟状，渐致胁下结块，坚韧不移，脘胀腹臌，形瘦纳少，脉至沉细，舌黯苔白，欲攻其积，当毋伤正，乃用磨化法试观。

海藻 12 克　　　党参 12 克　　　旋覆花 10 克（包）

广木香 10 克　　煨三棱 2.5 克　　蓬莪术 2.5 克

赤丹参 18 克　　青皮 5 克　　　　鸡谷袋 2 只

谷麦芽 15 克

另，每晨米汤送圣济鳖甲煎丸 10 克。

注：①服药三月之久，结块几无，腹臌已消，形体壮实，劳作如故。

②鸡谷袋，鸡之食囊。周老医生谓："磨化之力，莫强于鸡之谷袋，无论锐利坚韧之品，均难损其分毫，故采入'化癥饮'。"

③"化癥饮"为周老医生的经验方。处方组成：海藻、丹参、木香、党参、三棱、莪术、旋覆花、鸡谷袋。

按：本例始患痰证，胁下痞硬有块成为疟母。周老医生认为"此皆癥积之属，其症虽实而多见于虚人，久施攻逐犹恐力不能胜，主张缓攻，渐为磨砺"。自拟经验方"化癥饮"合消癥化积之圣济鳖甲煎丸加减，俾祛邪而不伤正。

李某　男　32 岁　职员

初诊：禀元不足，未老先衰，自觉肢冷脊凉，腰膂酸楚，腹膨大，喜热饮，食入胁痛便溏，溺清，脉沉细如伏，苔薄白，治拟温督行水。

鹿角霜 10 克　　荜澄茄 10 克　　补骨脂 12 克

大熟地 12 克　　大腹皮 12 克　　茯苓 12 克

北细辛 3 克　　　麻黄 3 克　　　桂枝木 3 克

附片 3 克

五帖

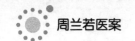

二诊：肢温膨减，恙诸渐消。原方继服十帖。

按：本案阳衰阴盛，气不化水，为臌胀之属水衰者。周老医生用温壮督阳法取效。有如日光一照，寒凝顿解之意。

冯某　男　47岁　农民

初诊：命火衰，肝木旺，脘腹膨大坚硬，土德薄，水湿留，食入肢冷趺肿，便时溏，溲涩短，脉沉迟细，舌胖苔白，法当益火之源，以消阴翳。

茯苓 12 克	山药 12 克	熟地 12 克
车前子 10 克（包）	干蟾皮 10 克	泽泻 10 克
黑附块 3 克	瑶桂 3 克	沉香 1 克
鸡金 6 克		

四帖

二诊：腹膨宽，诸恙减。原方加香附 12 克，十五帖。

注：随访壹年无恙。

按：此即前人所谓"脏寒生满病"，法当温中州，温下焦，俾少火生气，上蒸脾土，元阳复而阴翳消，三焦有所禀命，决渎得宜，水道自通。二诊于前方加香附守服十五帖后，纯服肾气丸，使阴阳协调，肾气充足，诸证自解。

癥　积

陆某　女　15岁

初诊：腹膜炎络伤瘀滞，脐右结块，大便不利，脉小数，左手细，姑以疏解化瘀通腑。

归须	赤芍	延胡	甲片
䗪虫	桃仁	瓜蒌	五灵脂
三棱	银花	锦纹	

二诊：腹右结块，坚硬已转柔软，按之疼痛渐轻，大便所下均属瘀黑，再以顺其势而利导之。

前方去五灵脂、三棱，加香附、牛膝炭。

三诊：腹右结块，经治消散无迹，疼痛已除，再以调理腑气，以化瘀滞。

当归	赤白芍	银花	枳壳
老瓜蒌	炙麻仁	焦谷芽	橘红
绿豆衣			

按：癥积之证，大都由气血瘀湿痰结经脉为患。本案络脉损伤，瘀血内停成疾。初诊以活血化瘀，兼行腑气，药后大便尽下瘀黑，有形之邪得解，病根已除，瘀消痛止。

苏某　女　36岁

脉涩细，中脘按之有形，食后胀满作痛，经停三载，冲脉无贮，心悸，症似伏梁之类，调治非易。

丹参	赤白芍	炒川芎	小茴香炒当归
延胡	京三棱	蓬莪术	香附
桃仁	青陈皮	木香	川连炒干姜

按：古人有五积之说。《难经》："心之积，名曰伏梁，起脐上，大如臂，上至心下，久不愈，令人病心烦。"周老医生临证辨证，谨求古训，学识深瀚。

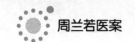

瘕 聚

邹某　女　31岁

初诊：妇人营虚抑郁，腹中瘕块，时聚时散，攻痛。

紫丹参	青皮炒白芍	金铃子	台乌药
枸桔李	制香附	广橘核	乌梅炭
广郁金	焦楂肉	合欢皮	加味逍遥丸（吞）

三帖

二诊：腹中瘕块渐消，攻痛亦减，再从前意。

加味逍遥丸（吞）	紫丹参	青皮炒白芍	金铃子
台乌药	制香附	乌梅炭	合欢花
绿萼梅	广郁金		

三帖

按：癥病在血，瘕病在气。治瘕聚者，都用气药。案中丹参一味何以言之。医者皆知，瘕为癥之渐，癥为瘕之甚，气病势必及血。寓疏肝利气、解郁散结于活血化瘀，乃有上工治未病之意。

淋

何某　女　38岁

小便色赤，临尿疼痛，涩滞不利，拟以清泄膀胱蕴热。

粉猪苓	炒苡仁	炒泽泻	车前子
盐水炒川柏	茯苓	梗通草	潼木通
萹蓄草	瞿麦		

按：热淋治以八正散，清热利湿通淋。

浊

陈某　男　26岁

尿后有浊，睾丸酸滞，肾脏内伤，调治非易。

| 党参 | 绵芪 | 菟丝子 | 覆盆子 |
| 升麻 | 牡蛎 | 金樱子 | 威喜丸（吞） |

按： 肾虚固摄无权，精微脂液下流。

威喜丸（《太平惠民和剂局方》），由黄蜡、白茯苓组成。理湿固精，主治元阳虚惫，精气不固，余沥常流，小便白浊，梦寐频泄，妇人血海久冷，白带白浊、白淫，下部常湿，小便如米泔，或无子息。

噎 膈

王某　男　45岁

酷嗜酒醴，内伤冲和之气，以致胃呆不食，延及一月。大便秘结，关格之萌，未可轻视。

薤白头	全瓜蒌	旋覆花（包）	代赭石
炙麻仁	广橘红	制半夏	乌药
金铃子	桃仁	柏子仁	鸡𥵜子
杵头糠			

赵某　男　52岁

日常饮酒，内伤胃气，饮食隔拒，呕吐舒快，胃癌之萌，图治非易。

| 薤白头 | 瓜蒌皮 | 旋覆花（包） | 代赭石 |

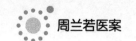

法半夏	橘红	茯苓	葛花
桃仁	杵头糠		

按：噎膈系指吞咽梗阻，饮食难下，纳而反出的一类疾病。噎与膈在临床上常同时并见，难以严格区分。对本病的认识，早在《内经》中就指出："三阳结，谓之膈。"张子和亦说："三阳者，大小肠、膀胱也，小肠热结则血脉燥；大肠热结则便不通；膀胱热结则津液涸。三阳既结，则前后闭涩，下既不通，气必反而上逆，所以饮食不下，纵下而复出也，此阴火不下行而上逆也。"究其成因，《景岳全书》曾指出，"噎膈一证，必以忧愁思虑、积劳、积郁，或酒色过度损伤而成"。

上述两例均为酒膈，酒体湿性热，嗜酒过度，胃肠积热，津炼为痰，痰热内蓄，日积月累，津伤血燥，瘀血停留，阻于食道、胃腑，留着成疾。治疗不离乎理气降逆、化痰行瘀为法。故仿旋覆代赭汤、瓜蒌薤白汤、葛花解醒汤化裁，方中加杵头糠以助益胃气。

癫　狂

徐某　男　31岁

一诊：症由操劳谋虑，五志少静，心肾之阴暗伤，值此暑令炎热，心阳愈亢，心阴愈伤，彻夜不寐，连续七日，志火炽戏，化风袭脑，头胀烦躁不宁，左目色赤，胬肉外突，脉左右弦数，证势重大，以重镇亢阳，宁心凉肝，拟以平亢逆之威。

生铁落	牡蛎	纯钩	川连炒枣仁
珍珠母	龙齿	石决明	辰茯苓

滁菊　　　　夏枯头　　　　薤白头　　　　栝楼皮

二诊：昨诊症势逐渐安定，脉弦浮亦敛，心神渐为藏谧，睡眠颇安，略思饮食，均属佳兆。自后亲戚二次探望，病者对之悲泣，心君受此刺激，脑亦失静，自后言语即有错乱，神志失常。刻诊脉左右虚缓少神，又惺惺不寐，症势因之转恶，勉拟宁心镇神安脑法。

马宝　　　　琥珀屑　　　　珍珠母　　　　龙齿

牡蛎　　　　石蟹　　　　　生铁落　　　　石决明

菖蒲　　　　胆南星　　　　纯钩　　　　　夏枯头

三诊：昨方宁心镇邪安脑，昨霄略寐一小时余，刻诊脉左右虚弱而小、少神，大便四次溏薄，色黑，言语渐清慧，惟平时心精过用，心阴早伤，神易浮越，病中切忌悲怒感触，引起反复，殊属棘手。

青龙齿　　　茯苓　　　　　枣仁　　　　　琥珀屑

石决明　　　扁豆衣　　　　牡蛎　　　　　珍珠母

麦冬　　　　玄参心　　　　胆星　　　　　朱砂安神丸（吞）

四诊：脉左右虚弱少神，胃杳不纳，中气衰极，加之大便近日下血，精神困顿已达极点，症势岌岌可危，勉拟。

党参　　　　五味子　　　　麦冬　　　　　生地炭

辰茯苓　　　法半夏　　　　生白芍　　　　当归

珍珠母　　　牡蛎　　　　　北秫米

五诊：刻诊脉虚濡略正，大便下血紫红之色较少，精神困疲如昨，寤不成寐，心肾失交，心阳浮越，肾水亏损，未能上承，加之起病迄今胃不思谷，后天生气杳然，精无所神，殊难久持，病久所谓得谷则昌，勉拟气阴并补，交心肾以摄心阳。

党参	麦冬	五味子	生地炭
白芍炭	当归炭	椿根皮炭	白头翁
牡蛎	珍珠母	龙齿	枣仁
法半夏	北秫米		

六诊：病因用脑太过，心神过用，阳亢无制，升僭及脑、左目内损，胬肉外突，彻夜不寐，时欲狂躁，神志失常，迭次诊治，扶阳益阴，昨霄略有安眠，惟精神虚惫不堪，胃气杳然，不思纳谷，元气失资生之源，且脾络内伤，大便下血连续不断，症势未离险境，勉拟气阴并补，以冀万一。

潞党参	元麦冬	五味子	生地炭
白芍炭	炒阿胶	珍珠母	左牡蛎
青龙齿	辰茯苓	椿根皮炭	

七诊：入院来，胃杳不思谷食，中气衰极，近心神虽得宁谧，嗜卧困倦，神志亦清，气血耗损特甚，资生无源，略受刺激，胃气失顺，频欲作呕，病久全赖胃气，胃气久不更醒，难免虚极生波，症势未离险境。

旋覆花（包）	代赭石	乌梅炭	化橘红
辰茯苓	潞党参	当归炭	左牡蛎
青龙齿	酸枣仁	珍珠母	谷芽
椿根皮炭			

八诊：近三日，胃气较醒，渐思谷食，重病后期之佳兆，惟肝肾脏精亏损，脑髓亦损，两目昏花，五脏之精未能上精于目，以致罔难视物，姑以益髓补脑，镇摄浮阳。

| 磁珠丸 | 滁菊 | 石蟹 | 元麦冬 |
| 辰茯苓 | 首乌 | 珍珠母 | 左牡蛎 |

| 石决明 | 生白芍 | 酸枣仁 | 大生地 |
| 谷芽 | | | |

九诊：双目视物聪明，饮食逐渐增加，左右脉重按，渐有神气，惟肌肤面色苍白，营血耗损颇甚，必待后天生气滋长，培养精血之中以振胃气，乃大病后，徐图恢复，必须半持药物调理、半持平烦静摄为要。

大生地	天麦冬	白芍	枣仁
怀山药	党参	阿胶珠	珍珠母
首乌	五味子	黄肉	

十诊：前拟滋养营血以益元气，病后不但有形精血亏损，无形之元气亦耗乏，所以面肤唇舌㿠白，无荣色，幸胃气振复，食欲倍加，气血资生有源，惟小心怡养，以冀恢复。

生地	陈阿胶	麦冬	生白芍
炒枣仁	牡蛎	冬瓜皮	当归
怀山药	制首乌	米炒党参	黑豆衣

按：癫狂之症，《灵枢·癫狂》篇早有记载，《临证指南》也载有："癫……其侯多静而常昏……由积忧积郁，病在心脾、包络，三阴蔽而不言，故气郁则痰迷，神志为之混淆。"又曰："狂由大惊大怒，病在肝、胆、胃经，三阳并而上升，故火炽则痰涌，心窍为之闭塞。"对癫狂表现症状描述逼真。

癫与狂虽属二个类型，但发病错综复杂，常可互相转化，癫中有狂，狂中有癫，很难截然分开。

本病主要由情志所伤引起。如《证治要诀》说："癫狂由七情所郁。"因积忧久虑，忿郁恼怒，屈无所伸，怒无所泄，以致肝胆气逆，化火酿痰，痰火蓄结阳明，上扰心神，火炽痰壅。初起痰火上扰，治宜涤痰、清火镇心；后期火戕伤阴，表现为既有阴虚又兼痰火，虚中夹实，宜滋阴降火宁神。其病理因素以气、痰、火为主，病变主要在心、肝及脾（胃）。周老医生治疗癫狂经验丰富，主张从痰、火着手，但仍十分注意从整体观念出发，根据标本缓急进行辨证施治，一般在发作期应治其标，以镇肝宁神、清火涤痰、息风开窍等法先攻其邪实，待有转机，则往往虚实相杂，须灵活掌握，随证加减，以滋阴潜阳、养心宁神、柔肝定志、益气醒胃等法兼治之，以补其不足，调其阴阳。方中以生铁落、珍珠母、龙齿、琥珀、磁石、马宝、石决明、牡蛎、钩藤重镇亢阳、平肝息风、安神定志，以菖蒲、胆星、橘红、瓜蒌皮开窍化痰，以黄连清心泻火，以当归、白芍养血和营，以大生地、天麦冬、玄参养阴清热生津，以酸枣仁、五味子、辰茯苓养心安神，旋覆花、代赭石、法半夏、北秫米降逆和胃，滁菊、夏枯头清泄肝火，党参、山药、扁豆衣、黑豆衣、谷芽益气健脾醒胃，首乌、阿胶、黄肉滋补肝肾。

本例与现代医学的躁狂抑郁性精神病相似，周老医生认为患者平时操劳谋虑，用脑过度，阴伤津滞，生痰化火，上扰清空，蒙闭心窍，神明失守，故神志失常，躁扰不宁，语言错乱，彻夜不寐，胃纳呆钝，始以重镇亢阳、涤痰清火为法。（方中生铁落，取铁性沉重，能坠热开结、平肝降火，乃金能制木之意）终用益气健脾、滋养营血以冀恢复，而养心宁神、平肝潜阳贯串始终。四诊至七诊方中伍以诸炭止血塞流，兼治脾络内伤，大便下血之夹杂症。

本例病情复杂，中途曾有反复，案内"病中切忌悲怒感触，引起反复，殊属棘手"一句确系经验之谈。七情之变，助邪最速，

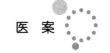

即便辨证确切，用药精当，亦属枉然，而调其饮食，适其寒温，怡情静养，不可不慎。

痹 症

胡某　男　23 岁

左腿肌肉麻木不仁，风湿内滞，障碍经气。

小活络丹（吞）羌独活	桂枝	赤白芍
川牛膝	晚蚕砂	秦艽	桑寄生
威灵仙	北细辛（用烧酒浸、外搽）

按： 本例痹证乃风寒湿邪袭入经络，营卫之气滞而不行，故左腿肌肉麻木不仁。根据《内经》"留者攻之""逸者行之"，以小活络丹合独活寄生汤加减施治，共奏调和营卫、温通脉络的作用。北细辛用烧酒浸泡外搽为周老医生治痹证外治之法，取细辛入肾经，能搜伏风、散寒邪，并借酒性以助药势，达其病所。

王某　女　41 岁

左臀骨酸痛，连及腰部，气血不足之体，风湿逗留经隧，经气痹而失行。

黄芪 10 克	酒炒当归 8 克	赤白芍各 12 克
淡附片 2 克	炙麻黄 2.5 克	北细辛 1.2 克
川桂枝 2 克	大熟地 12 克	酒炒牛膝 10 克
杜仲 12 克	鹿角霜 10 克	络石藤 12 克
左牡蛎 25 克

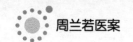

按：本例素体阳虚，风寒湿邪乘虚内袭，逐致经痹络阻，营卫气不宣通，不通则痛，势所必然。阳虚不能鼓邪外出，法当扶正兼以祛邪，选右归丸与麻附细辛汤并同，则寒邪散而阳不亡，精自藏而阴不伤，具温补肾阳、蠲痹止痛之效。

小便频数

卢某　女　23岁

初诊：平素喜嗜辛辣味，膀胱积热，以致小便频数，临尿刺痛带血，姑以清泄法。

车前草	板蓝根	生草梢	石韦
萹蓄	细木通	肥知母	炒川连
炒川柏	瞿麦		

二诊：小便临尿刺痛已除，惟尿色仍赤，余热未清。

厚朴花	肥知母	制女贞	生白芍
泽液	益元散	炙白薇	生草梢
生苡仁	石韦		

李某　男　53岁

中气内伤，膀胱失约，脑髓不足，失眠头晕，小便频数不禁，脉濡，苔白少华，拟补气益肾。

炙绵芪	党参	桔梗	升麻
菟丝子	桑螵蛸	覆盆子	左牡蛎
辰远志	麦冬	猪肚丸	

按：小便频数一症有属火盛于下者，有属于下虚不固者。前

例尿频，膀胱积热，属实，以八正散加减，清泄下焦热邪。后例尿频系下元亏虚，脬气失固，以益气补肾为法。以菟丝子丸、桑螵蛸方义加减，用菟丝子、牡蛎温补肾阳，固摄下元；党参、黄芪、桔梗、升麻益气健脾，升阳举陷；佐以麦冬、远志养心神，并用刘松石猪肚丸以腑治腑，取其同气相求之意。

头 风

虞某　男　37岁

面部筋络抽搐疼痛，呼喊不已。

蜈蚣 2 条	白花蛇 6 克	炙蝎尾 8 条	
制天虫	煅磁石	石菖蒲	地龙
原生地			

按："诸风掉眩，皆属于肝""风性主动"。面部筋络抽搐，疼痛不已，是属风阳痰火上扰，蚣、蝎、蛇虫等以息风止痉、化痰通络。

目 疾

张某　男　42岁

肝有蕴热，上熏空窍，左侧目赤羞明，夜寐梦扰，大便干结，治以清泄。

石决明	甘菊	夏枯草	龙胆草
麻仁丸	川连	焦山栀	辰翘心
密蒙花	冬桑叶		

按：肝热上熏目窍，阳阴腑滞积热。以石决明、冬桑叶、甘

菊、夏枯草、龙胆草、密蒙花清肝明目，麻仁丸通腑泄热，翘心、川连、山栀清心泻火。厥阴、少阴、阳明三经并治，异曲同功，共疗目赤。

齿衄

吴某　女　31岁

营分蕴热，骤然牙衄。多而为啸。头部昏晕。

板蓝根	南花粉	根生地	怀牛膝
菊花	炙白薇	川柏	磁石
石决明	墨旱莲	制女贞	大青叶

按： 齿为肾所属，龈为胃络所绕。齿衄虽有胃、肾二经之别，虚、实二证之分，而本例据用药来看，有虚实兼治之意，胃肾同疗之功。

失 音

万某　女　成人

喉音骤然低哑，痰出稠厚，胸闷，症属痰热内蕴，肺实无声。

前胡	杏仁	郁金	象贝
甘菊	瓜蒌	旋覆花	桔梗
橘红	石决明	豆豉	

按： "肺为声之门，肾为肾之根。"暴音多属肺实，久音多属肾虚。

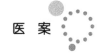

耳鸣耳聋

何某　男　64岁

肝肾阴亏，脑髓不足，两耳鸣响，听觉失聪。

生地	杞子	首乌	龟板
牛膝	磁石	女贞子	山药
萸肉	牡蛎	甘菊	

按：耳鸣耳聋属肾虚者无人不晓，但亦关乎于肝，不可不知。如《中藏经》说："肝气逆则头痛耳聋。"故方中除用杞子、龟板等以滋阴补肾外，还佐以甘菊、牡蛎等以平肝潜阳。治肝治肾相辅相成，此乃"乙癸同源"之理也。

麻　疹

孔某　女　幼

初诊：麻疹布点三朝，面部稀少未达，身热，舌苔干白，脉数疾，汗多，肺胃阴津水分渐涸，疹伏不达，势成肺炎，症情重险，勉拟宣透育津法。

鲜芦根30克（煎汤代茶）		牛蒡炒兜铃	广郁金
蝉衣	黄芩炭	大连翘	纯钩
原扁斛	葶苈子		

二诊：疹透较多，热灼较缓，尚有空呕，大便溏泄。

牛蒡炒兜铃	蝉衣	广郁金	益元散
葶苈子	大连翘	纯钩	生扁豆
炙甘草	原扁斛		

三诊：疹退过缓，又值暑令，津液为热消耗，疹退不全，热

郁不泄，麻疹点渐有回象，热势尚未衰，目赤唇燥，精神困倦，音哑咳嗽，唇内白腐，防变口疳。

羚羊角	鲜石斛	玄参	炙兜铃
大连翘	南花粉	人中黄	鲜竹沥
葶苈子	黑栀衣		

四诊： 麻疹点回，痧热余毒尚未肃清，大便黑，胸腹毒泡累累，兼有咳嗽音嘶。

大连翘	银花	绿豆衣	粉沙参
京玄参	纯钩	炒葶苈子	知母
炙兜铃	老瓜蒌	益元散	川贝

五诊： 热势已平，诸症均减。

粉沙参	玉竹	银花	大连翘
绿豆衣	炙兜铃	川贝	京玄参

按： 本例麻疹因汗多而肺胃津伤，此时忌用发汗，重汗则津涸，痧毒内闭。初以生津透疹法，用鲜芦根、牛蒡、连翘、蝉衣等药甘寒生津，辛凉宣透，疹点布达。三诊时，疹点渐回，热势亦当减退，但热毒仍甚，出现目赤唇燥，精神困倦，音哑咳嗽，唇内白腐，此为热毒壅遏之逆象。急以大剂清热解毒而转危为安。然后生津养胃，以善其后。

痛　经

黄某　女　40岁　工人

一诊： 形体素丰，恣啖厚味，中气本虚，脾湿留恋，入冬必作咳嗽，动则气短。此番经来量多如崩，气随血耗，颜貌少华、带下、心慌、懒怠，上月汛行量少色淡，经行绵绵腹痛，纳呆便溏，脉来迟，舌胖嫩，苔薄腻，拟益气升阳，和血调经。

炒党参 12 克	焙山药 12 克	炒於术 12 克
炙黄芪 6 克	当归身 6 克	制茅术 4.5 克
炒川芎 4.5 克	广木香 4.5 克	制香附 4.5 克
柴胡 2.4 克	白芷 2.4 克	炙升麻 2.4 克
砂仁 2.4 克（杵）		

五帖

二诊：药后腹和神奕，纳谷渐增，带下日减，中气渐复，阳气得升，便尚不实，脘有胀闷，再宗前意。前方加葛根 3 克。

按：本例平素体弱，气血不足，故量少色淡。脾虚气弱则统摄无权，冲任不固，致经来如崩，更损气血，血海空虚，胞脉失养，经行涩滞不畅（即血虚血瘀），故现经行腹痛绵绵，又兼纳呆便溏、脉迟舌胖等脾虚血弱诸症。血虚宜补血，血脉充盈始能流行畅通，即所谓"若欲通之，必先充之"的法则，以达到血充而血化之目的。周老医生借鉴前人经验，根据"有形之血不能速生，无形之气所当急固"之理，采用益气以生血，使之阳生阴长，气旺血则旺，选用补中益气汤为主方，益气升阳、调补脾胃以助气血营卫生化之源，辅以苍术、白芷、山药燥湿健脾，佐入木香、砂仁香附调气行滞，使脾胃清阳之气得以鼓舞，精微输布复常，则气血自充，气血充盈，瘀化经调。二诊加葛根，增强前方益气升阳、和血调经之力。若泥痛无补法，则误矣。

　　王某　女　48 岁

一诊：经前恣食冷物，经来腹痛更甚，冲脉亏损之体，尤加

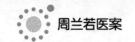

注意。

紫丹参	酒炒当归	青皮炒白芍	制香附
炙艾叶	焦楂肉	小茴香	淡吴萸

二帖

二诊：服药后疼痛渐止，肢体困疲，腰脊酸楚。

紫丹参	酒炒当归	焦白芍	台乌药
炙艾叶	小茴香炒金铃子	炙狗脊	桑寄生
宣木瓜	左牡蛎		

三帖

按：此由经前恣食冷物，寒客中焦，以致影响冲任，气血凝聚不能宣通，故现经来腹痛更甚，投温中散寒加入舒气养血之品，使气血温煦而通畅，即达通则不痛之目的；又因本为冲脉亏损之体，故于二诊方中加入狗脊、桑寄生以温补肝肾而益任壮督。方中木瓜一味兼能疏肝，乃立方选药之妙。

吕某　女　42岁

操劳甚勤，终朝筹虑，心脾气结，经血不荣，夜寐欠安，心悸惊惕，纳谷不昌，神怠困惫，带下赤白相兼，月汛愆期量少，经色淡而不畅，经行腹痛懒言，脉象濡细带数，舌淡红，苔薄糙，拟养益心脾以调气血。

当归身6克	生白芍6克	蒸冬术6克
党参9克	炒枣仁9克	柏子仁9克
细生地9克	茯神（苓）12克	远志4.5克
佛手片4.5克	紫石英12克	炒神曲12克
白薇12克		

五帖

二诊： 心悸减，夜寐安，经行色量渐趋正常，腹痛亦减，上方加减，服五十余剂，调治四月，诸恙皆失。

按： 此血虚肝郁。周老医生以补肝中之血通其郁，佐以养心宁神兼解郁清热，调治数月而效。

肖某　女　28岁

一诊： 经来后期，腹痛色黑凝块，舌苔白，口淡。

紫丹参	当归	焦白芍	制香附
艾炭	炒泽兰	焦楂肉	茺蔚子
红花	台乌药	炮姜炭	三帖

二诊： 经来凝块已减，腹痛亦缓，再以调理。

紫丹参	当归	焦白芍	艾炭
焦楂肉	台乌药	炒泽兰	滁菊花
纯钩			

二帖

按： 此寒气客于血室，以致血气凝滞，脐腹作痛，经来后期，色黑凝块，舌白口淡，以温通法取效。

沈某　女　38岁

喜嗜辛辣，热积营分，常现衄血；且房欲不节，相火偏炽，肾中真阴暗耗，时时赤带腰酸，经期努力伤络，瘀血停聚胞宫，瘀热相结，经来少腹刺痛，色黑成片，形肉消削，胃纳日减，骨蒸潮热，夜间盗汗，少寐心悸，头目昏眩，脉细数，重按带涩，舌偏红，边布瘀点，势成干血，以消瘀通络法。

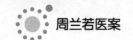

水蛭 3 克	虻虫 3 克	琥珀 3 克（冲）
莪术 4.5 克	桃仁 4.5 克	三棱 4.5 克
醋炒大黄 4.5 克	当归尾 6 克	粉丹皮 6 克
紫丹参 12 克	酒炒牛膝 9 克	失笑散 12 克
威灵仙 12 克（包煎）		红花汁拌丝瓜络 12 克

三帖

二诊：一剂后经血倍增，腹痛加剧；三剂经色显赤，腹已和，诸恙均减，脉转濡细，舌质淡红，尚有瘀点，改易消瘀和血。

水蛭 3 克	三棱 3 克	莪术 3 克
当归尾 6 克	炒赤芍 6 克	炒川芎 6 克
炒荆芥 4.5 克	川牛膝 4.5 克	生地 9 克
丹参 9 克	威灵仙 9 生	红花汁拌丝瓜络 12 克

注：次月复诊，经来已趋正常，惟经行之时稍感腹胀痛，神奕纳增，已如常人，予养血调冲法善后。

按：本例痛经为血瘀实证，瘀热互结，蓄结于胞宫，故除经来少腹刺痛、色黑成片外，平时兼有赤带鼻衄之症。周老医生根据"血实者宜决之"的原则，破血下瘀，使瘀去则热无所据，诸病自解。投《伤寒论》抵当汤加味等峻猛攻逐之品，下瘀血积聚以荡涤热邪，佐《局方》失笑散祛瘀生新，衰其大半，继以原方减去大黄、虻虫、失笑散，防其攻伐太过，以活血化瘀常法因势利导，以彻余热。周老医生治疗血瘀证喜用红花汁拌丝瓜络，以代猩绛（新降汤）散瘀通络。

陈某　女　30 岁教师

一诊：情怀抑郁，厥阴经气失宣，木郁生火，热扰血海，月经超前，量多失艳，经前一周即感胸闷乳胀，乳头触痛，行经则少腹始胀继痛，纳少嗳气易怒，烦躁，脉弦苔糙，拟疏肝郁调冲脉。

柴胡 2.4 克	薄荷 2.4 克	茯苓 12 克
当归身 12 克	生鳖甲 12 克	路路通 12 克
蒸冬术 6 克	白芍 6 克	丹皮 6 克
乌药 6 克	枸桔李 6 克	制香附 4.5 克
黑山栀 4.5 克	牡蛎 21 克	

四帖

二诊：药后，经前乳胀、经行腹痛均有好转。原方除白芍，加丹参 9 克，娑罗子 12 克。

七帖

三诊：月候及诸恙均瘥。续以原方去丹皮、山栀，加绿萼梅 3 克，平地木 12 克。

按：本例痛经偏于肝郁气滞血热。根据《内经》"木郁达之"的原则，顺其条达之性，开其郁遏之气，养营血而健脾土。故先以逍遥散疏肝解郁、健脾养血为主方，加清热凉血之丹、栀，取其清热平肝的作用。方中香附、乌药调经止痛，枸桔李、路路通理气通络，牡蛎配鳖甲既具育阴潜阳之效，又有软坚散结之用，全方补肝之血，解肝之郁，理肝之气，清肝之火。药后气机渐畅，腹痛乳胀随之好转，继于效方去酸敛之白芍，加娑罗子、丹参，增强理气活血、调经止痛之效而愈，终去苦寒之丹、栀，入绿萼梅、平地木以疏肝解郁，开胃生津善后。

秦某　女　35 岁　农民

一诊：蛊毒痹络，伤损肝脏，肝阴不足，胁下痞满肿痛，产育频密，暗耗肾元，头晕耳鸣，腰酸，月汛参差，经量少而色鲜，带下缠绵，色白而质粘稠，汛期少腹隐痛，得按稍缓，经后渐瘥，神疲肢软，时有衄血。脉弦细数，苔薄黄糙，拟育肾涵肝，投自订乙癸同源饮加减。

大生地 12 克　　杞子 12 克　　　北沙参 12 克

生鳖甲 12 克　　当归身 6 克　　白芍 6 克

麦冬 6 克　　　　盐水炒杜仲 9 克　炒川断 9 克

金铃子（小茴香 1.2 克拌）　　藏红花 1.5 克（冲入）

牡蛎 51 克　　　制女贞 4.5 克

五帖

二诊：药后带净腹和，汛期准行，色量如常，再予原方调治三月。

按：此案蛊毒痹络，故胁下痞满肿痛，瘀血不去，新血不生，而使肝阴亏损，即因实致虚之例。又因多产伤阴耗血，肝肾精血既亏，冲任不足，汛期血海空虚，又何能滋养胞脉。以致少腹虚痛，冲脉上循阳络，阴虚火旺，虚火上扰则络损衄血。周老医生拟自投乙癸同源饮加减以育肾涵肝，诸药合用，舒肝之气，补肾之味，使肝体得养，肝气条达，诸症自解。

经行吐衄

陆某　女　21 岁　嘉善陶庄公社

一诊：冲脉之气失顺以致倒经，始为鼻衄，继变吐血。

紫丹参 12 克　　酒炒当归 6 克　　焦白芍 10 克

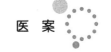

酒炒怀牛膝 10 克	仙鹤草 10 克	墨旱莲 12 克
旋覆花 10 克（包）	代赭石 15 克	泽兰叶 12 克
金铃子 10 克	乌药 6 克	佛手柑 6 克
广郁金 6 克		

四帖

二诊：近日衄血吐血未现，筋酸、食后消化不良。前方去郁金，加酒炒川断 10 克，益母草 10 克。

五帖

按：适值经期或经前一二天，或经已过期不来，而发生周期性吐血、衄血等情况，称经行吐衄，又名"倒经"，本病多系肝经郁热，迫血妄行；或燥伤肺络，血溢离经；或阴虚血热，伤及血络，以致血热气逆，血随气行，气逆则血逆上溢。当月经来潮或行经前，可因冲气较盛，血海满盈，血为热迫，随冲气上逆而致吐衄。本例患者为肝旺血热，逆经倒行，不用苦寒降火或止血塞流之品，而取理气降逆、养血和血为法，有因势利导、不止自止之妙。此即缪氏治吐血三要诀之一"宜降气不宜降火"的实例。

胡某　女　31 岁

经停日久，积瘀颇多，腹痛下漏凝块，经旬不断，上溢鼻衄口渴。

牡蛎	震灵丹（吞）	丹参	蒲黄炒阿胶
陈棕炭	墨旱莲	原扁斛	知母
炙白薇	黄芩炭	楂肉	茅根

注：震灵丹，南岳魏夫人方，由禹余粮、紫石英、代赭石、

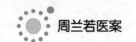

赤石脂、朱砂、乳香、没药组成，主治男子真元衰惫，五劳七伤……妇人血气不足、崩中漏下……

按：患者停经积瘀，瘀热妄行，下为经漏，上现鼻衄，法以活血行瘀与凉血止血并用，使血止而不留瘀，瘀去则热无所据。

崩 漏

沈某 女 35岁

一诊：疸症虽愈，脏阴积损，耳鸣、头晕、腰酸、神疲、胁痛、口苦，经来淋沥不净，色鲜量多，嗳气脘闷，身热时生，便艰溲涩，脉细弦而数，舌红苔薄黄，法当乙癸同治。

龟板 12 克	鳖甲 12 克	女贞子 12 克
北沙参 10 克	白芍 10 克	当归 10 克
乌梅炭 15 克	甘菊 4.5 克	地榆炭 15 克
左牡蛎 20 克	藏红花 1.5 克（后下）	
熟地 20 克		

二诊：漏红已净，诸恙均减。原方去地榆、乌梅，加麦冬10克

五帖

按：本例肝肾阴虚，冲任伏热。辨证施治为一般常法，但方中重用乌梅炭涩血止漏，即取叶氏"留得一分自家之血，即减一分上升之火"之理。

钱某 女 34岁

一诊：妊娠四月，郁怒动胎而漏红，复缘负重，逐致半产，瘀露稀少，少腹隐痛，胸胁满闷，此次经来色紫暗有块，腹痛而行，行后痛止，淋沥不净，迁延二旬，便艰溲赤，时有火升，脉涩滞，舌红两边瘀紫，法当行瘀理气。

醋炒大黄炭 6 克　延胡索 6 克　　乌药 6 克

枸橘李 6 克　　　桃仁 12 克　　　刘寄奴 12 克

归尾 12 克　　　益母草 15 克　　制香附 15 克

失笑散（包煎）18 克　　　　红花汁拌丝瓜络 12 克

二帖

二诊：药后下瘀甚多，大便色黯，经血渐转正常。原方续服二剂。

按：患者初因身孕郁怒，损胎漏红，复又负重致流产，损伤冲任之脉，血行不畅，瘀血蓄积，新血不能循经而血流不止，气滞血瘀，郁久化热，瘀热互结，故虽有出血，未用止血药而投活血下瘀、理气行滞之品，使瘀去热清，不止自止，此亦通因通用法也。

储某　女　48 岁工人

一诊：行经色淡，淋沥已逾一月，腰酸腹坠。懒言、心悸，头晕耳鸣，面色㿠白，脉象沉细，舌淡苔薄，治宜益冲任之虚损，固下漏之经血。

乌贼骨丸 30 克（包煎）　　牡蛎 30 克　　茜根炭 12 克

阿胶 12 克（烊入）　　　　丹参 12 克　　香附 12 克

陈棕炭 6 克　　川芎 6 克　　当归 10 克　　赤芍 10 克

艾炭 6 克

二帖

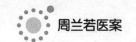

二诊：漏下渐止，惟乏力神疲，夜寐欠安。原方去艾炭，加合欢花 5 克

按：患者年将五十，经漏不绝，是冲脉已衰，不司收摄故也，补摄施治，以防崩决。

蒋某　女　30 岁　农妇

带下经年，数度流产，元阳渐耗，腰酸腹胀仍不加意。近年来常觉恶寒，精神不振，少动寡言，时觉腹冷，带下清稀为水。上月经来淋沥不断，经某医院注射针药而停。此次汛潮后期，量多为崩，旬余未净，色瘀黑，神疲惫，脉沉迟，苔薄白，法用壮督阳、固下气。

牛角腮 6 克	鹿角胶 6 克（烊入）	陈艾炭 6 克
淡附片 6 克	瑶桂 1.5 克	北细辛 1.5 克
龟板 15 克	龙骨 15 克	炮姜炭 5 克
熟地 10 克	锁阳 10 克	

二帖

二诊：崩漏已止，腹和神奕，守服原方三剂。

按：本例脉证已属阴损及阳，故以温肾壮督为主，固摄冲任为辅，何以纳熟地、龟板？乃取阴中求阳，俾阳得阴助而生化无穷。

顾某　女　27 岁

一诊：分娩流血颇多，冲脉之虚损可知，近数日三次流血，量多色鲜，身热，鼻衄，头目昏眩，乳少腹痛，脉浮弦而数，舌红苔糙，势防虚脱，宜调摄冲脉。

上清胶 12 克　　　墨旱莲 12 克　　　制女贞 12 克

钩藤 12 克　　　　白芍 12 克　　　　白薇 18 克

代赭石 18 克　　　银柴胡 10 克　　　地榆炭 10 克

贯仲炭 18 克　　　震灵丹 15 克（吞）

二帖

二诊：腹痛除，乳汁行，脉和身凉，崩漏已止，唯腰酸白带。

原方增川断 10 克，三帖。

按：此例崩漏为产后肾阴不足，虚热扰动冲任，故现一派阴虚血热之象。综观全方，旨在宁定血海，清热镇冲，即唐容川"血海不扰，则周身之血无不随之而安"之意，立方精到熨贴，取效甚速。周老医生治妇科疾病常喜用白薇，他认为"白薇清冲脉之热而镇摄冲脉"。《重庆堂随笔》亦谓："白薇凉解，清血热，为妇科要药……"故本方重用。

马某　女　60 岁

一诊：形体丰肥，纳少肢软，神困气短，晨起暴崩，色淡量多，面色㿠白，舌淡红，苔薄白而润，脉细软，拟益气补中、止血塞流。

别直参 6 克（浓煎，徐服）　　　炙黄芪 10 克

白归身 10 克　　　白芷炭 10 克　　　升麻炭 10 克

白芍炭 10 克　　　熟地 12 克　　　　於术 12 克

莲房炭 5 克　　　　枳壳炭 5 克

一帖

二诊：服头煎后约一小时许，血渐止，二煎服后，崩象几

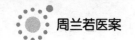
除，惟神倦肢软。原方去别直参，加党参 15 克，二帖。

按：本例暴崩，其势急迫，某医院检查疑为子宫癌，嘱速送专院，患者恐惧，乃来中医诊治。此时，止血以防脱是当务之急，根据"急则治标""暴崩宜止"的原则，急须益气止血以塞其流，气固则血止，并可防止"气随血脱"危候。周老医生采用补气摄血、固涩升提法施治，急投独参汤大补元气，摄血止流，并用黄芪、白术培元固中，熟地滋阴补血，当归养血和血。此即"治崩先治中州"之义，枳壳、升麻、白芷、白芍、莲房皆炒炭，在于增强其收敛止血的功效。

带 下

陈某　女　40 岁

任脉亏损，带多如注，腰酸，营血亦亏，睡眠不宁。

丹参	焦白芍	川断	桑寄生
左牡蛎	菟丝子	怀山药	白莲须
狗脊	银杏肉	炙海螵蛸	

朱某　女　42 岁

一诊：带多淫溢，腰脊酸楚。

当归	焦白芍	海螵蛸	牡蛎
莲须	菟丝子	芡实	金刚丸（吞）
归脾丸（吞）	怀山药		

二诊：前以固涩任脉，带下较少，惟精髓内亏，头晕，腰酸，失眠。

党参	焦白芍	焦扁豆	怀山药
海螵蛸	白茯苓	牡蛎	白莲须
元麦冬	炙狗脊	滁菊花	金刚丸（吞）

朱某　女　29岁

重身八月，带多如注，大便积滞已除，溏薄未实，胎前腰酸，尤宜注意。

焦白术	焦扁豆	炙海螵蛸	白莲须
芡实	神曲	狗脊	川断
桑寄生	怀山药	带壳砂	甘菊花

李某　女　30岁

湿热下注任脉，带多色黄腥臭，腰酸、头昏。

川萆薢	川柏炭	盐水炒知母	炙海螵蛸
左牡蛎	石决明	炙白薇	川断
桑寄生			

沈某　女　32岁

一诊：营血亏，肝火旺，夹湿热入扰带脉，带下赤白，头眩、腰酸，与养血清肝，化湿束带。

白归身	茯苓	杜仲	鲜藕
生米仁	乌贼骨	生白芍	白薇
川断肉	丹皮	黄柏炭	泽泻
白术	震灵丹		

二诊：赤白带下已见减轻，经事超前，营阴不足，肝火有

余，冲任不调，再拟养血柔肝而调奇经。

前方去白薇，加炙鳖甲。

按： 带下病是妇科常见病症之一。古人根据带下的色泽和伴有的症状，把它分为白带、黄带、赤带、青带、黑带、五色带等不同名称，在临床上以前三者为最多见。

带下病原因很多，有脾虚湿盛、湿热下注、肾虚不固、肝郁化火等。总之，不论何种原因，都要伤及任、带二脉，任脉不固，带脉失约而致带下，其中尤以脾虚为主要原因，故《傅青主女科》说："脾土受伤，湿土之气下陷，是以脾精不守，不能化营血以为经水，反变成白滑之物，由阴门直下，欲自禁而不可得也。"

此五例带下，其中前三例为白带，第一、第二例均由脾肾气虚，湿盛下流，除带下如注外，兼有腰酸头晕等症。故以温肾健脾、固涩束带为法。第三例脾虚便溏，怀胎之后，任脉不固，带脉失约而带下量多，故治带之中顾及胎孕，方中带壳砂既具行气安胎之效，又免补涩碍滞之弊。第四例平素阴虚肝旺，湿热之邪浸淫任带，除带多色黄腥臭外，兼有腰酸、头昏等症，肝肾阴虚为本，湿热下注为标，综观全方，标本同治，正邪兼顾。第五例为赤白带的湿热证，治疗上比较，治白带要多用清热药，并且要加入止血药，因赤白带偏于热的居多。而且带下的赤色实为子宫的少量出血，此方的黄柏炭配以泽泻，除下焦湿热，泻相火，坚肾阴，当归、白芍养血柔肝，丹皮、白薇清热凉血，加白术、茯苓、米仁健脾利湿，少佐震灵丹、乌贼骨收敛止血、固冲束带，鲜藕凉血散瘀，杜仲、川断滋益肝肾。药后症减，惟肝火偏盛，月经先期，二诊去白薇，加鳖甲滋阴清热，以增强滋肝阴、清郁火之用。以上五例同是带下，色泽不同，素体有别，用药亦同中有异，异中有同。

注：金刚丸，由萆薢、杜仲、肉苁蓉、菟丝子等药物组成。补中有泻，寓泻于补，相辅相成，具温补下元、益精生髓之效。

妊娠恶阻

宋某　女　24岁

一诊：居经三月，恶阻碍食，胸闷呕吐，大便溏泄。

盐水半夏	盐水炒橘红	淡竹茹
白蔻仁（杵，后下）	条芩	老苏梗
焦白术	焦扁豆	藿香
厚朴花	三帖	

二诊：恶阻亦减，胃纳亦增，再宗前意。

盐水炒半夏	盐水炒橘红	焦谷芽	藿香
带壳砂	厚朴花	焦白术	炒条芩

三帖

按：患者脾胃素虚，胃气失于和降，反随逆气上冲。脾胃气虚，清阳不升，故上现胸闷呕吐厌食，下为大便溏泄，周老医生根据实践经验，用藿香正气散、橘皮竹茹汤加减化裁，以理气和胃兼用降逆止吐之药，使胃气平和，逆气下降，则吐止胎安。因兼脾虚见有便溏，故加白术、扁豆。方中尤以半夏之效最为显著，并用盐水炒，取其咸能下行之性，以助降逆止呕之功。半夏辛苦微温，入阳明胃经，因其辛散温燥、降逆止呕作用显著，可

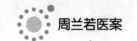

用于多种呕吐，但《本草纲目》中记载半夏坠胎，孕妇禁忌而当慎用。但周老医生应用半夏为主药治疗妊娠恶阻，非但未发现坠胎且疗效甚好，因为"有病则病当之"，故方中用半夏既能降逆止呕，又不影响胎气，可说是本方特点。

子 悬

林某　女　成人

怀孕七月，近日大便溏薄，脾虚胎元欠安，时有逆上、气闷，此属子悬。

白术	扁豆	带壳砂	杜仲
神曲	山药	川断	桑寄生
白芍	菊花	谷芽	苏梗

陈某　女　成人

脾虚蕴湿，大便久溏，怀孕七月，胎元不安，胸次时觉气闷，此属子悬。

白术	扁豆	山药	桑寄生
陈皮	菊花	木香	谷芽
南瓜蒂			

按："子悬"即妊娠胎动不安，胸胁胀满之证，主要为脾虚肝郁，肝气乘脾所致。此二例乃肝脾不和，清气下陷，浊气上逆，故以理气降逆、柔肝实脾为治，以冀胎气安和，并佐益肾之品以固胎元。陈姓案方中加南瓜蒂以安胎，可能为周老医生之经验。

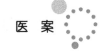

子 痫

魏某　女　30岁

胎前肝阴素亏，里热益甚，引动内风，筋失滋养，手足骤然痉挛，神昏，症名子痫，姑以凉肝熄风以安胎本。

羚羊角	纯钩	牡蛎	甘菊
白薇	桑寄生	茯神	石决明
知母	条芩	生白芍	

按："子痫"，又称"妊娠痫证"。若发病严重，抽搐时间较长，频频发作的，可导致孕妇和胎儿的死亡，为妊娠期最严重的疾病。《素问·至真要大论》说："诸风掉眩皆属于肝。"虽泛指眩晕抽搐而言，而子痫也不例外，乃由孕妇平素肾阴虚，肝阳偏亢，孕后血养胎元，阴血愈亏，虚火虚炽，阴虚阳亢以致精不养神，血不养筋，发生神志昏瞀、手足痉挛抽搐等症，故急投羚角钩藤汤加减以凉肝熄风，潜阳镇逆，舒筋安胎。方证相符，盖仿古方之义而不拘泥古方者也。

子 肿

王某　女　成人

怀孕七月，肿由足起，上及腹脘，甚至不堪仰卧，大便溏，症渐深患。

甜葶苈	苏子	冬瓜子皮	天仙藤
茯苓皮	地蒲壳	白术	生桑皮
猪苓	车前子（包）		

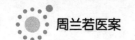

伍某　女　27岁

胎前两足跗肿，延及腿部，名曰子肿，以利水安胎法。

| 天仙藤 | 茯苓皮 | 地蒲壳 | 粉猪苓 |
| 泽泻 | 陈皮 | 白术 | 大腹皮 |

车前子（包）

按：子肿即妊娠胎水肿满，如在七八月以后，只有脚浮肿，无其他不适症状出现，为怀孕后期常见，不必治疗，产后自消。其病因，前人论说虽多，但总不离乎脾肺气虚、湿阻气滞的范围。这里二例子肿其肿势较甚，故概以治标之法健脾利水，顺气安胎。

胎　漏

吴某　女　33岁

怀孕四月，恶阻呕吐，少腹下滞，仍有漏红，慎防流产。

白芍	白术	竹茹	橘红
苏梗	乌梅炭	桑寄生	条芩
知母	白薇		

按：胎漏可由气虚、血虚、肾虚、血热、外伤等因素致气血失调，冲任不固。本例患者乃因肾虚血热所致，故以凉血清热、固肾安胎法治之。方中条芩、知母、白薇凉血清热，橘红、竹茹和胃止呕，苏梗、白术、寄生理气健脾、固肾安胎，白芍养血和血，伍以乌梅炭收敛止血。

滑　胎

张某　女　28岁

　　腰为肾之府，胎脉亦系于肾，肾阴不足，冲任亦亏，妊娠四月，忽然腹痛坠胀，腰酸漏红，脉细小而弦，胎气不固，营失维护，虑其重坠，急拟胶艾四物汤养血系胎。

阿胶珠	生白术	厚杜仲	白芍
艾炭	炒条芩	川断肉	苎麻根
白归身	生地炭	桑寄生	

　　按：本例脉细小而弦，的是肝肾阴亏，阴虚肝旺，以致冲任不固，《金匮·妇人》篇云："有妊娠下血者……胶艾汤主之。"故以胶艾四物汤止血安胎为主方（因川芎为血中气药，避其辛散行血之弊，故弃之不用），加杜仲、川断、桑寄生滋养肝肾，白术健脾益气，炒条芩、苎麻根清热止血。全方共奏养血清热、固肾安胎之效，使气血充，肾气足，冲任固，胎自安。

产后腹痛

　　徐某　女　成人

　　产后五旬，营虚冲脉感寒腹痛，身体转侧尤甚，便溏。

吴萸炒白芍	小茴香炒金铃子		台乌药
枸橘李	香附	于术	木香
炮姜炭			

　　按：产后腹痛亦称宫缩痛，或儿枕痛，一般3~4天自行消失。此案产后血虚感寒，气血凝滞，运行不利，故腹痛较甚，治标当以调气为主，气行血行，佐以祛寒行滞之品。方中吴萸辛热，散而不补；白芍酸寒，补而不散。二药合用，可互纠其偏，互相其用，以增缓急止痛之功。川楝子其性寒凉，治虚寒腹痛须配合小

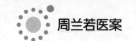

茴香温散祛寒，方助行气止痛之效，发挥协同作用。加枸橘李、香附疏肝理气，广木香、乌药行滞止痛，炮姜炭、白术温经散寒、健脾燥湿。

产后盗汗

华某　女　29岁

一诊：产后十二朝，气血两亏，营卫失约，身热盗汗，脉右微细，症宜加意。

银胡炒白芍	秦芃	黑豆衣	鳖甲
白薇	竹茹	柏子仁	甘菊
夜交藤			

二诊：娩后营虚里热，盗汗虽止，外吹乳肿。

扁斛	鳖甲	白薇	女贞子
牡蛎	纯钩	甘菊	陈棕炭
条芩炭	白芍	蒲公英	瓜蒌
橘核			

按：产后营阴素弱，复因产时失血，阴血骤虚，阴不敛阳，阳无所附，以致阳浮于外而身热；营阴不足，阴虚内热，逼液外泄则盗汗；脉右微细，亦属营血虚之象。薛立斋说："新产妇人，阴血暴亡，阳无所附而外热。"可见本病机理为阴虚阳浮。周老医生谨守病机，用养阴敛汗、清热平肝药治之取效，二诊方中特增陈棕炭、条芩炭止血固冲之品，可能因阴虚生热，热迫血行，有恶露断而复来之征而案中漏笔。

产后营虚

陈某　女　24岁

一诊： 产后恶露过多，内伤营阴。肢体无力，头晕心悸，复受感邪寒热。

丹参	归身	白芍	阿胶
石决明	甘菊	纯钩	银胡
秦艽	茯神	陈棕炭	

二诊： 恶露渐少，冲脉营血亏损，血虚里热，心悸失眠，头晕。

原生地	阿胶	丹参	归身
白芍	牡蛎	白薇	制女贞
石决明	纯钩	茯神	海螵蛸
白莲须			

三诊： 娩后下血过多，营阴耗损不复，肢体少血营养，腿酸头昏，姑以养营法。

阿胶	生地	丹参	归身
白芍	川断	桑寄生	鸡血藤
木瓜	牡蛎	茯神	甘菊

四诊： 娩后血虚，肢体无以营养，周身酸楚，兼有头晕。

党参	生地	白芍	归身
丹参	阿胶	鸡血藤	川断
木瓜	石决明	甘菊	牡蛎

五诊： 娩后气血亏损，遍身酸楚，头目眩晕。

| 太子参 | 阿胶（烊入） | 白芍 | 黄芪 |

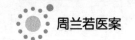

牡蛎	杞子	鸡血藤	生地
丹参	甘菊	楂肉	川断
归脾丸（吞）			

按：产后失血过多，营虚卫弱，腠理不固，虚体感邪，周老医生认为，此例产后受邪，因其为"虚邪贼风"，故取扶正为重点，兼祛邪热，主以补血和血、固摄冲任治之，出血渐止，因其血虚内热，故用女贞、白薇养阴清热。血去过多，筋脉失养，血虚生风，头晕肢楚，再以滋补肝肾，养血祛风。

阴　痒

赵某　女　41岁

妇人湿热下甚，阴户痛痒难忍，姑以清理下焦湿热。

盐水炒川柏	川萆薢	甘草梢	焦山栀
淡芩	苡仁	泽泻	白茯苓
龙胆草	豨莶草	地肤子	

按：阴痒为妇人外阴部甚至阴道内瘙痒，痒痛难忍，或时出黄水、坐卧不安的一种症状，现代医学称女阴瘙痒症。其病因，多见于忽视卫生，感染病虫，侵入阴道内，由于脾虚湿盛，肝经郁热，湿热蕴结，注于下焦，以致虫蚀作痒。如《妇人大全良方》说："妇人阴痒，脏虚而虫蚀阴中，微者为痒，甚则为痛也。"此外还由久病或老年体弱，肝肾不足，精血两亏，血虚生风化燥，致令阴痒。本例为湿热下注型兼肝热证者，故以《疡医心得集》萆薢渗湿汤合《医宗金鉴》龙胆泻肝汤加减，泻肝胆实火，清下焦湿热，若兼以杀虫，酌加鹤虱、芜荑之类更效。

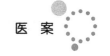

阴 挺

张某　女　46岁

冲任亏损，子宫下垂，姑以养血益气法。

党参	黄芪	淡苁蓉	升麻
桔梗	菟丝子	丹参	当归
白薇			

李某　女　31岁

一诊：营虚经停，子宫下垂，腰酸浮肿，小便多。

党参	黄芪	升麻	桔梗
菟丝子	茺蔚子	狗脊	桑寄生
当归	乌药	金刚丸（吞）	白芍

二诊：症势有减，再宗前法。

党参	当归	菟丝子	金刚丸（吞）
升麻	海螵蛸	黄芪	苁蓉
乌药	狗脊	牡蛎	莲须

沈某　女　43岁

三阴不足，湿热下注，带下频频，阴挺坠胀，腑行不实，里急后重，拟益气升清，滋阴化湿。

生黄芪	黄柏炭	小生地	升麻
炙枳壳	威喜丸（吞）	乌贼骨	丹皮
槐米	生甘草	桔梗	泽泻

按：张、李两案，脾肾虚损，冲任不固，导致阴挺，遵《内

经》"虚者补之，陷者举之"之意，以益气养血为法，然脾为气之源，肾为血之源，欲益气养血，必调补脾肾，故方中参、芪益气健脾，苁蓉、菟丝补肾益精，辅以丹参、当归养血和血，佐入升麻升阳举陷，配桔梗开宣肺气，相辅相成，即下病上取之意，纳白薇清冲脉虚热。沈姓案，阴虚而夹湿热下注，故兼有带下、后重之症，于益气升阳之中寓以滋阴清热、苦寒燥湿，徒滋阴则湿更甚，徒燥湿则阴愈伤，故以滋阴化湿、相反相成之法，使湿热两解，邪去正安，此同病异治之理也。

产后自汗

陈某　女　25岁

娩后初期，营虚自汗，大便五六日不解，心悸头昏，脉虚小带数，腹中欠舒，姑拟育阴止汗以调腑气。

紫丹参	炒酸枣仁	焦白芍	制女贞
左牡蛎	甘菊	白薇	柏子仁
炙麻仁	炙知母	原扁斛	黑豆衣
纯钩	石决明		

按：一般来说，自汗属阳虚；盗汗属阴虚。本案以育阴治自汗何也？产后百脉空虚，营血亏损，法当治阴，然阴阳有互根之理，阳虚而治阴，阴虚而治阳，不可不知。

不　孕　症

俞某　女　30岁

一诊：素禀不足，早年多病，来潮之后又欠加意，寒客胞脉，气血循行欠畅。室女即患痛经，婚后六载未孕。近来经前腰脊酸楚，行经则腹痛如绞，下肢瘫软无力。经量少而夹块，平昔带下清稀，虽经调养气血，其效不显。脉象寸关沉迟，二尺细软，舌淡苔白。倘仅调养气血，则难祛胞宫之寒，当壮督阳以暖胞宫。

鹿角霜、川断肉、当归身各9克　　淡附片6克

炮姜3克　　　　　　　　　　　　细辛3克

狗脊12克　　　　　　　　　　　　陈艾叶12克

煨广木香4.5克　　　　　　　　　　肉桂6克

大熟地6克　　　　　　　　　　　　白芍6克

四帖

二诊：服上方四剂后，经行腹痛大减，腰酸带下亦轻，神情较爽。

原方加丹参12克　　　　　　　　　温经丸6克（每晚服）

调经八月，服药60余剂，次岁怀孕，足月临产。

注：温经丸，当归、附片等分，水泛为丸。

按：患者素体虚弱，肾气不足，胞宫虚寒，精亏血少，以致冲任亏损，胞脉失养，不能摄精成孕。腰为肾府，为奇经冲、任、督、带之会，营虚卫弱，伤及气血，影响奇经，故经前腰脊酸楚，经行下肢瘫软无力。根据《内经》"虚者补之""损者益之，寒者热之""形不足者温之以气，精不足者补之以味"等治则，用艾附暖宫丸、小温中汤、右归丸三方化裁，灵活加减。大剂辛甘大热之品直入补命门，壮督阳而温宫散寒，即"离照当空，阴霾自消"之理；佐以滋补肝肾，益精生血以资冲任，即前人所谓"扶阳以配阴"之法；配木香行气调中以免补滞。药后症情大减，原方加丹参活血调冲，晚

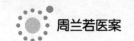

服温经丸，调治八月，元阳得复，宫暖寒散，精血满盈，冲任自调，十四年之沉痼始竟全功，婚后六年不孕竟获妊娠。

乳痈

张某　女　24岁

初产吮乳，乳腺为儿口所吹气入内，乳腺不通，乳房胀痛结块，寒热，姑以宣通消肿。

| 川通丝 | 蒲公英 | 路路通 | 丝瓜络 |
| 广郁金 | 橘络 | 王不留行 | 瓜蒌 |

按：哺乳期之乳痈，称谓"外吹"。本例尚未化脓，故以疏肝气、通乳络、清胃热以消肿块。

颐肿

顾某　女　20岁

左颐形肿，至夜觉痛，风火相郁，姑以消散。

炒荆芥	天虫	蒺藜	牛蒡
土贝母	马勃	板蓝根	花粉
冬桑叶	滁菊	连翘	

陈某　男　47岁

阳明络热，外感风邪，齿痛，左颐肿，四肢酸楚。

连翘	知母	花粉	板蓝根
土贝母	白蒺藜	制天虫	秦艽
桑寄生	丝瓜络	竹叶	

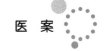

按：颐为颊部的外上方，口角的外下方，腮部的前下方部位。颐肿，又称发颐，多因外受风热，或热结少阳、阳明而成。

乍 腮

任某　男　12岁

风毒两腮肿大、寒热。

荆芥	蒺藜	天虫	天麻
牛蒡子	土贝母	马勃	赤芍
冬桑叶	银花	制南星	桔梗

按：本病因风邪瘟毒蕴结阳明、少阳，胃肠积热，肝胆郁火壅阻脉络，郁结不散所致，故有两侧腮腺肿大，伴有寒热等表证。都以散风解表、清解少阳及阳明里热、消肿散结等法为治，方用荆芥、天虫、白蒺藜、牛蒡子、桑叶疏散风热，银花清热解毒，桔梗、马勃以清解咽喉热毒，土贝母、制南星、赤芍消肿散结，配天麻镇痛以图全功。

肠 痈

陆某　女　15岁

初诊：腹膜炎络伤，瘀滞，脐右结块，大便不利，脉小数，姑以疏解、化瘀、通腑。

归须	赤芍	延胡	甲片
蟅虫	桃仁	瓜蒌	五灵脂
三棱	银花	锦纹	

二帖

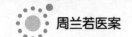

二诊：腹右结块，坚硬已能柔软，按之疼痛渐轻，大便所下均属瘀黑，再以顺其势而利导之。

前方去五灵脂、三棱，加香附、牛膝炭，三帖。

三诊：腹右结块经治消泯无迹，疼痛已除，再以调理腑气，以化瘀滞。

酒炒当归	赤白芍	银花	炙枳壳
炙瓜蒌	炙麻仁	焦谷芽	广橘红
绿豆衣			

三帖

按：本例为急性阑尾炎穿孔住院病人，中西医结合治疗。周老医生治疗阑尾炎穿孔性腹膜炎常用处方为：醋炒锦纹4.5克，廬虫8只，桃仁15粒，五灵脂6克，酒炒延胡8克，炙甲片6克，京三棱8克，炒蓬术8克，赤芍8克，归尾8克，老瓜蒌15克，土贝母10克。适用于阑尾炎穿孔腹膜炎，或手术以后余毒结块，按之坚硬，大便数日不下。若舌苔粗腻、脉搏滑数，可加川连2.5克，银花15克；若脉芤弱、大便溏，体现虚象，此方宜斟酌。服药后大都大便黑色，服至粪色转黄，瘀尽块消为止。

瘰 疬

徐某　女　34岁

一诊：胆经蕴热，颈部结核。

夏枯头	毛慈菇	白芥子	海藻
威灵仙	制天虫	象贝	昆布
青蒿子	竹沥半夏		

二诊： 肝胆蕴热未彻，颈部结核如旧。

夏枯头	毛慈菇	白芥子	海藻
化橘红	制天虫	象贝	昆布
左牡蛎	竹沥半夏		

三诊： 颈部结核，经治其形已小，再宗前方。

上方去橘红，加赤芍。

按： 本例颈部结核属中医瘰疬范围，由肝郁气滞，津液凝聚成痰，肝气久郁，生热化火，木火夹痰循经窜入少阳之络而成。故治法不离乎清泄肝胆之火，化痰软坚散结。

烫 伤

徐某　男　成

初诊： 右腿烫伤已经十七天，刻诊身热，胸次烦闷，大便干黑，脉滑数，症颇深重。

明玳瑁	辰翘心	板蓝根	川连
川柏	炒锦纹	玄明粉	炙知母
紫地丁	银花	人中黄	神犀丹

二诊： 二次大便瘀黑，胸次烦闷顿减，热势亦缓，再以前方制小其剂。

银花	连翘	板蓝根	川连
大青叶	川柏	紫地丁	人中黄
明玳瑁			

三诊： 二进清营解毒，大便色黑已除，血分蕴毒渐去，再以清理余邪。

银花	人中黄	绿豆衣	紫地丁

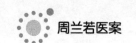

川柏	板蓝根	焦谷芽	辰茯神
盐水炒橘红			

施某　男　40岁

二腿肌肉灼伤业已二月余，左腿前臁创伤尚未结痂，二手腕阵阵刺痛，二足亦感麻木不仁，脉小数，口渴，彻夜不寐，小便赤，幸胃气尚可，经中营分之热毒蕴伏未泄。

明玳瑁	辰翘心	玄参心	麦冬
辰茯苓	板蓝根	花粉	银花
忍冬藤	真珠母	牡蛎	辰滑石（包）
绿豆衣			

三帖

按： 自遍考外科医籍，如《疡医证治准绳》与《金鉴》等书，对于烫伤灼伤多属于外敷之方，内服之剂尚付缺乏，单靠西药治疗尚不足持。所以，有持续高热不衰者，必须大剂中药三五剂，热平痛止，创伤逐渐向愈。

带观外科中，或受痛楚，无过于烫伤灼伤，呻吟床第不堪转侧。如伤在背部，经霄凭几而俯，皮肤溃烂，毒水淋漓，为医者必须快速治疗，土洋并举，外敷内服，收事半功倍之效。

盖烫伤灼伤，邪热始在肌肤，袭于经络，热毒由络窜经，散布血分，充斥肠胃，证现舌本绛，甚者芒刺，舌苔厚腻，口渴，大便里急，心烦不寐，高热不退。若伤于两手腕，无从切脉临床诊治，舍脉从证。立法处方必须大剂清血解毒，如犀角大青汤。便秘，增入大黄、芒硝，佐以板蓝根、丹皮、银花、紫草、人中黄。较轻者，神犀丹、三黄解毒汤。如夹暑，玉泉散亦可加入。待热退、烦除、痛定，舌绛退，制小其剂，用量逐渐减轻，必须大便黑色除尽，热毒乃是肃清无遗。

医话

臌胀辨证论治论

臌胀一症，分析类型症状，莫详于《内经·灵素》。后代以臌症与风劳膈四大症之一，目为难治，且处方立法与施治上都用峻剂攻泻，穿刺和含有毒性利尿、庵脐决水之法。但积水虽去，臌胀形虽瘪，不旋踵而胀势复起，腹益臌大，乃取快一时之误，因之元气由泻而耗，阴津由泻而重竭。所以许学士与朱丹溪力辟攻泻之非，确有卓见。考《内经》臌症治法，谓平治权衡，去菀陈莝，开鬼门，洁净府，宣布五阳，巨气乃平，此之谓也。又曰身半以上汗之，身半以下下之，下之一字，非泻下之所谓，是浊阴走下窍之谓。盖臌症大半伴有腹水。古人曾以"臌""蛊"同名，即今之晚期血吸虫病也。临床观察，先问病期的久暂，年龄之大小，体质之强弱，轻重虚实，寒热阴阳为总纲，辨证论治为准则，历代医籍上，所记载有效方案了然于胸，庶可化裁应用，作投剂的标准。此症既有寒热虚实之区别，即《内经》所谓"诸腹胀大，皆属于热""诸湿肿满，皆属于脾"，又曰"脏寒生满病"，再者曰"浊气在上，则生膜胀"，所以治病必求其本。追溯其源，不越乎肺、脾、肾三脏，所以《内经》曰："少阴何以主肾，肾何以主水。曰，肾者至阴也，至阴者盛水也；肺者太阴也，少阴者冬脉也，故其本在肾，其末在肺，皆积水也。盖腹为太阴都会，水湿浊邪终归于脾。饮食劳倦之伤，虫邪内侵之害，强者气行而已矣，弱者着而为病也。且脾胃既弱，水谷精微不归正化，凝而为湿，加之肾为胃关，关门不利，湿浊之邪日积月累，脾肾真阳愈为抑制，中土而成卑监，失去温煦备化之力，则阴浊无阳而无以化，渐至腹形膨大而为臌。上述证源，属于脾肾真阳之不足。又有始患痰疟，热时渴，恣喜冷饮，脾肿成癖，而成疟母。外侵之虫，得以乘隙蟠踞，孳生繁殖，静脉破损，积瘀成热，动则上下溢血，血多瘀紫，频患鼻衄，腹部青络外突，积瘀亦可化水，行楂腹膨，脉多浮大、芤数。此症属于瘀热，即古时谓之蛊症，今之晚期血吸虫病也。

臌症中间有肺脾两虚，中气不足者，腹虽膨大，饮食如故，大便溏薄，脉缓小，治当益气扶中，渗利积水。肺气旺，脾气升，则积水由膀胱输泄。立法玉屏风散，加参、苓、防己等。前之脾肾阳衰，积湿为臌，伴有跗腿形肿者，立法五苓散，渗泄膀胱邪水。济生肾气丸，益火之源，以消阴翳，以治其本。如积水充实而生喘满，脉实证实者，暂以控涎丹六分泻之。喘满势减，待五日后，可续泻二三次。腹形已瘪，须以补养，如六君汤之类。泻剂中，如较神佑丸、浚川、禹功、腹水草、巴霜、千金霜、芫花、柏根等，服后反应较微。丸少简而易服，则流弊少。瘀热型臌症，未在上下溢血时，脉无芤弱之象，清泄瘀热外，佐以破瘀化水，缓缓图之，如醋炒大黄炭、桃仁、红花、赤白芍、丹皮、三棱、蓬术、葫芦、虫竹、茅根，便溏加枳实、白术，随证采择。《圣济》鳖甲煎丸也可常服。又有肺受风热，与蕴湿相郁，证现口渴，脉滑数，咳呛，腹膨，小便短赤，大便不利，乃上焦肺脏失宣肃之令，未能通调水道，湿热之邪不克由膀胱排泄，立法宜乎清宣肺气，分泄湿热，以川连、葶苈、桑皮、防己、茯苓、滑石、泽泻、老瓜蒌、枳壳。无汗加紫背浮萍等。撄此症者，多属童年稚体。臌胀一症，余在三年中，曾治七十余例，临床上所得点滴疗效，管见所及，以供治疗上参考也。

疟疾论治

疟疾在我国发现最早在二千年前，秦汉时所辑医籍。《内经·素问·疟论》篇对疟疾病因病理有深切认识，并有详细记载阐明。疟疾感受风、寒、暑、湿四气，何气最重，疟作时所现症状各殊，然后分析类型，并说明感邪窃踞之所，可谓无遗蕴矣。兹将祖国医学文献所载和个人数十年对疟疾诊治经历与体会论述于下。

先来说感邪因素。凡每经夏秋雨季，湿与暑的交感。如长夏之霉雨浸淫之湿邪，大暑时流金烁石之暑热，均可影响人体正常机能，减低抗力。若居霉潮湿，劳力涉水，水湿之邪，由表侵里，终归脏，症现倦怠无力，食欲不振。或因循失治，因湿乃阴浊之邪，久渍清阳渐弱，营卫二气循行亦迟缓，腠理汗窍失去启闭调节之常。复再纠合炎令暑热，则湿蕴于先，暑袭于后。盖暑乃无形之邪，邪由口鼻吸受，与内蕴有形之湿为伍。加之炎令畏热，当风露宿。因此暑、湿、风三者之邪窃踞半表半里，营卫循萦之所，少阳之界，阻碍卫气循行，则邪正相并，则营卫二气进乱，三阳之气内凑，并入于阴，则阴实而阴虚。阳明虚，疟发时寒栗鼓颔。巨阳虚，则腰脊背项俱痛。三阳俱虚，则阴气胜。气胜则骨寒为痛。寒生于内，故中外皆寒。盖寒极则热，阴实则复，复则三阳之气奔向于外。营气由经而络，由络至孙络。卫气亦由里远表，三阳之气充实肌腠，经文谓之阳盛，阳盛则外热，阴虚则内热，内外皆热，口渴饮冷。感邪稽留营卫循行之所，势必不能容留，由汗泄而外解。体温之高，亦由汗泄而放散，乃趋于正常。经数次阴阳相移，虚实更作，潜伏之邪逐渐外出，症来作势日轻一日，蕴邪尽疟止。又有疟来间日而作，疟邪潜伏之处深远。经文说与"内薄于阴"，阴者指足三阴，肝、脾、肾三脏之募原，其道远，其气深，不与卫气日遇，故间日而作。如日早日晏，则何？经文谓之，邪客异所，如邪客于风府，卫气每至风府而发邪。在头顶腰脊，卫气至腰脊头项相遇而发。疟邪也不盘踞一处而不移。经文说，疟邪随经络沉以内薄，所谓最虚之所，即是客邪之处。后之，陈无择《三因书》上论疟，谓内伤七情、饥饱房劳皆足以成疟。七情者，内损五脏之五志。饥饱者，中气内损与脾胃失去健运。房劳者，耗损五脏之藏精。盖人体气血营卫循萦，周转本有常度。假如五志过极、健运失常、藏精不足等，以致里热因郁滞而起。饮食所化精微因运滞为痰湿。正气因精亏而颓靡不振，何能抵抗长夏时淫雨之湿，大暑时亢盛之热。于是暑湿之邪乘虚而入，潜伏营卫循行之所。加之贪凉饮冷，露宿风寝。经文谓之：邪之所凑，其气必虚。

综合上述，疟疾之成，不拘一气，是杂感而成风、寒、暑、湿四邪外，犹有饥饱、七情、房劳，均可影响人体正常机能，为发病的诱因。但疟有先寒后热、先热后寒，是感暑湿风寒有先后之殊。如先受凄沧寒湿，至秋复受凉风，谓之寒疟。疟作时始寒继热。先受暑热，继袭风邪，为之温疟。邪作时先热寒轻。或但热不寒，谓之瘅疟。痰食内踞，谓之食疟。痰疟，疟疾中伴有痰食者。疟邪依为山险凭藉，不易分解。又有肝阴素亏之体，肝脏藏血不足，且有抑郁而患疟，疟作时厥少之气升逆无制，呕逆特甚，勺水难容，胸闷窒塞，气机皆郁，热久不易汗泄，烦闷懊恼，难以名状，谓之厥阴疟。疟发时，恣食瓜果生冷。脾肿时痰瘀内结，积于左胁下，谓之疟母。又有春应阳和温暖，反有寒冽之风，人体中少阳之气为寒邪所遏，亦成为疟疾，名之谓时疟。前列正疟外，犹有类疟。寒热往来无序，发作也无定时。邪陷于里为泄泻，邪布三焦气分为白㾦，深入营分为红疹，由募原外达为寒热而易解。同一感邪，发病多端。瘴疟者，发于岭南之地，只有书本学识，无临床经验，兹不多赘。

祖国医学对疟疾，不仅对外在风、暑、湿的因素加以分辨，同时对体弱气滞、食积痰郁、情志不调等内在因素亦有相互关系的认识。所以观察诊断，无见热投凉、见寒用热之弊。下列症状鉴别。

正疟，每日一发，或间日发，发有定时。先寒后热，汗出热解，脉弦或兼数兼迟。风疟，恶风恶寒，自汗烦躁，头痛汗多淋漓而热始退，脉浮缓而弦，苔白。寒疟，寒多热少，腰脊头项俱痛，无汗，或间三日一发，脉弦而兼紧，苔白。温疟，无寒但热，或热后微寒，骨节烦疼，时呕汗出，口渴咳嗽，脉弦数，苔黄。瘅疟，但热不寒，少气烦躁，手足热而呕，令人消烁肌肉，脉细数，舌无苔。暑疟，恶寒壮热，或但热不寒，汗出烦躁，口渴引饮，尿赤，脉洪而数，苔白或黄或腻。湿疟，恶寒而不甚热，一身疼痛，肢重胸闷呕吐，小便不利，脉缓涩，苔白。痰疟，寒热交作，头痛而眩，胸痞呕吐，痰多脉弦滑，右寸关尤甚，舌苔白腻。食疟，寒热交作，嗳气恶食，食之即吐，胸闷腹胀或便泻。劳疟，久疟反复，少劳即发，作势轻微，气虚自汗，饮食少进，脉弱细而涩，苔薄白。疟母，久疟不瘥，结成癥块，藏于左胁下，作胀且痛，形瘦而黄，脉沉弦或沉涩。上述几种类

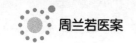

型有偏于一气之甚，与疟邪相杂为患。

中医对疟疾的治疗以病人整体为对象，不单辨别类型，观察病势，从症状分析寒热虚实轻重与脉象舌苔，而确定各种治法。如疟来寒战发热，发作有时，邪在半表半里，少阳之界，用和解之剂，如小柴胡汤（柴胡、黄芩、人参、甘草、半夏、生姜、大枣）。时在深秋，胃纳尚可，舌薄净，溺无赤色，邪在半表半里，柴胡汤之方义助中气以益营卫，俾得正胜邪祛而疟除。如苔腻、胃困、溺赤，肠胃犹有湿热之邪内蕴，宜去人参、姜、枣，有中满，去甘草，或清脾饮（柴胡、茯苓、半夏、黄芩、草果、白术、青皮、厚朴、甘草之属），此期不可妄用截疟之法，致邪难透发。久疟不已，势已轻微，始用七宝饮（常山、草果、青皮、穿山甲、甘草、槟榔、厚朴）、截疟常山饮（常山、草果、穿山甲、甘草、槟榔、知母、乌梅），舌净脉虚，究不宜穿山甲、槟榔之类攻逐，也宜删去。如疟来热多寒少，汗出口渴，脉弦数者，温疟、瘅疟，宜白虎加桂枝汤（石膏、知母、甘草、桂枝、粳米）、柴胡白虎汤（柴胡、黄芩、甘草、石膏、花粉、知母、荷叶、粳米）。疟在夜间阴分者，宜青蒿鳖甲汤（青蒿、鳖甲、知母、丹皮、花粉、桑叶）。疟来寒多热微，脉弦迟，苔薄白者，寒疟、牡疟类，宜柴胡姜桂汤（柴胡、桂枝、干姜、栝楼根、黄芩、牡蛎、炙草）。暑疟类，宜以竹叶加石膏汤（竹叶、石膏、粉沙参、甘草、麦冬、半夏、粳米）。湿疟类，身重疼痛，舌苔白腻者，宜草果平胃散（草果、槟榔、川朴、甘草、陈皮、苍术）以渗湿止疟。胸痞痰多，苔腻滑，咳呛，宜倪涵初治疟第一方（广皮、半夏、茯苓、仙灵脾、厚朴、苍术、柴胡、黄芩、青皮、槟榔、甘草、生姜）。疟兼食积，胸闷腹胀，嗳气便溏者，宜楂曲平胃散（山楂、六曲、川朴、苍术、甘草、陈皮），加大腹皮、槟榔、藿香健胃之品。疟疾迁延久日不愈，面黄形瘦，脉弱者，劳疟、虚疟类，宜进补养气血之剂，如人参、白术、首乌、当归、甘草。疟久结为癥块，疟母类，《金匮》鳖甲煎丸（方详《金匮要略》）。以上数方，不过立一规矩准绳，必随证损益，始免虚虚实实之弊。

痢疾辨证论治论

古代医籍上不名痢疾，名之滞下与肠澼。滞下者，无积滞，不为痢。肠澼者，登圊时排泄辟辟有声。定殊名古人为精确。俾得人见其病，即知其病源治法，去积滞为先，自无疑义。然患者之体质、壮弱、老少、久暂、虚实、寒热各殊，若概以去滞导积法不足以愈痢，必先明确四诊舌苔脉候，起病久暂，所下积滞形状（白色如水涕冻汁，赤色如豚肝鱼脑，赤白相间），血之鲜紫，气之腥秽，目睹清楚，而后选择古时验方。现在治痢心得并诊断学，如《内经》曰：肠澼便脓血，身热则死，身寒则生。肠澼便脓血，脉悬绝则死，脉滑大则生。盖肠澼为全身热，其症已久，阴血耗竭，孤阳独炽，故身热如灼。脉悬绝者，脉细如丝。此二条，阴阳之虚竭虽不同，其邪实正虚则一，故断为不治。

痢疾证型莫详于隋代巢氏《病源》，痢疾论治为刘河间及朱丹溪，也有《病源》治疗，至张景岳有痢疾专论。至论病理之法、处方加减，莫备于明代王肯堂《准绳》。至清叶天士、徐灵胎辈，有治痢方案，足资参考。

　　痢疾之起，属因多端，何以每盛于夏秋之际？原由空气酷热，暑湿交蒸，空气渐浊，人在气交之中，邪由口鼻吸受，直行中道。清阳与正气渐为减弱，所谓邪之所袭，其气必虚。加之恣啖生冷瓜果、油腻不洁之物，蕴杂成积。积多成痢，或贪凉饮冷，肠胃感寒，寒沫汁凝滞肠间而成者。痢之又有伤腑、伤脏之别。伤腑，邪在肠胃；伤脏，损及肝、脾、肾。腑伤易治，脏伤难医。伤脏，邪由腑及脏，为深为重。凡治痢初起，正气尚未虚惫，立法重在去滞与分泄湿热。滞不去，痢必不止。丸剂可用木香槟榔与导滞等，佐以汤液。肠中积秽渐少，可改香连。上则三法，暑湿食滞为患而立。如毒伤黏膜，脓血杂下，口渴、苔腻、脉数，宜乎清泄去毒，不宜攻荡。槟榔、枳实入口，痛剧难忍，治损纯下血矣。痢未伤脏者，热偏甚用芩、连，和营用归、芍，气滞木香、厚朴，夹痰二陈。寒者，积如水涕，临圊腹痛，形寒头汗，口淡脉缓，可投炮姜。中气虚馁者，术、草、香砂等。犹有久痢脾肾两伤，下焦虚寒，《金匮》桃花汤温涩止脱。又有疫痢，又名五色痢，传染最烈，排泄脓血腥臭，不堪向迩。须大剂三黄解毒，加大黄炭、银花。如津伤，扁斛、玄参、滑石、丹皮等清泻泄毒为主。治痢要为言之，宜急治，重在治疗合法，乘其正气未惫，即行通因通用法，导去其积滞，无形之邪易化易解。始起若藉口慎重，不施通导，或早为兜涩，邪无由泄，轻为休息痢，重为噤口痢。经云：通因通用。先哲云：痛无补法，痢无止法。虽不可一概而论，诚见道之言也。

临床点滴经验

一、夏令感冒，头痛、形寒身热、无汗、口不渴，用厚朴香薷饮加鸡苏散；若口渴，加川连。

二、湿食交滞，腹痛、大便泄泻，用藿香正气丸。

三、湿、食、暑三者交感，胸膈满闷、呕吐者，用玉枢丹。

四、暑、湿、食三者交滞肠间，腹痛下痢色赤，用香连丸与木香槟榔丸。

五、痢下赤白，用白头翁汤。

六、慢性肝炎，症有不耐劳动、脉细、体疲、右胁胀、小溲清，以柔肝调气。

生白芍	炙鳖甲	金铃子	橘核
台乌药	柏子仁	合欢花	佛手柑

七、急性肝炎，溺赤、口苦、胁痛、脉弦数，以加味逍遥散与左金丸、新绛汤等加减。

八、慢性肾炎，以金匮肾气丸。尿量少，佐以五苓散。

九、腹膜炎伴有积瘀成块，以桃仁承气汤加甲片、五灵脂。

十、胆囊炎，以加味逍遥散佐左金丸、龙胆草。

十一、赤白痢，口渴、脉数，以白头翁汤与香连丸，食滞者加木香槟榔丸。

十二、白色痢，脉缓小、腹痛、冷汗，以温脾化滞，用炮姜、吴萸、木香、川朴、楂肉、枳壳。

十三、胸胁痛者，凡呼吸时作痛，其病在肺，治宜白芥子、皂角刺等；不呼吸也痛，其病属肝，治宜左金丸。

十四、西洋参于舌苔黄腻者勿用。犀角（代）最多用二三帖。